121 Recetas Completas de Batidos Y Comidas Para Ganar Peso, y Volverse Más Grande y Fuerte:

Recetas de Comidas Y Batidos Que Le Ayudarán A Ganar Peso Más Rápidamente

Por

Joe Correa CSN

DERECHOS DE AUTOR

RECONOCIMIENTOS

Este libro está dedicado a mis amigos y familiares que han tenido una leve o grave enfermedad, para que puedan encontrar una solución y hacer los cambios necesarios en su vida.

121 Recetas Completas de Batidos Y Comidas Para Ganar Peso, y Volverse Más Grande y Fuerte:

Recetas de Comidas Y Batidos Que Le Ayudarán A Ganar Peso Más Rápidamente

Por

Joe Correa CSN

CONTENIDOS

ACERCA DEL AUTOR

Luego de años de investigación, honestamente creo en los efectos positivos que una nutrición apropiada puede tener en el cuerpo y la mente. Mi conocimiento y experiencia me han ayudado a vivir más saludablemente a lo largo de los años y los cuales he compartido con familia y amigos. Cuanto más sepa acerca de comer y beber saludable, más pronto querrá cambiar su vida y sus hábitos alimenticios.

La nutrición es una parte clave en el proceso de estar saludable y vivir más, así que empiece ahora. El primer paso es el más importante y el más significativo.

INTRODUCCION

121 Recetas Completas de Batidos Y Comidas Para Ganar Peso, y Volverse Más Grande y Fuerte: Recetas de Comidas Y Batidos Que Le Ayudarán A Ganar Peso Más Rápidamente

Por Joe Correa CSN

Subir de peso y ganar musculo no es tan fácil como muchas personas piensan. Hay que trabajar tan duro comiendo como entrenando para seguir exitosos. Al combinar comidas con batidos usted lograra su meta de subir de peso dentro de poco tiempo.

Ser demasiado flaco es tan malo para su salud como el sobrepeso. Algunos estudios muestran que estar por debajo de peso se asocia con un riesgo aumentado en 140% de una muerte temprana en hombres, y 100% en mujeres. A diferencia del peso bajo, la obesidad se asocia con un incremento de 50% en el mismo riesgo. Si compara estos números, entenderá fácilmente que tener peso bajo no es algo para tomarse a la ligera.

Es importante escoger ingredientes de alta calidad. Las grasas saludables, como los ácidos grasos Omega 3, pueden ser encontradas en pescados como el salmón, el aceite de pescado, aceitunas, aceite de oliva, semillas de chía, nueces y espinaca. Una porción de salmón salvaje, por ejemplo, es probablemente la mejor manera de obtener grasas buenas y ganar peso controlado. La carne magra, pescado, aves de corral, legumbres y frutos secos deberían ser su opción número 1 de proteínas. Coma al menos 3 porciones de estas comidas por día. Respecto a los carbohidratos, debería escoger frutas, vegetales y granos enteros. Esta fórmula ha sido probada en no solo darle un peso ideal, sino mejorar su salud general de forma sorprendente y saludable.

Otro factor importante es el ejercicio. El ejercicio moderado semanal con nutrientes apropiados será más que suficiente para incrementar el tejido muscular y darle el peso que quiere.

Aproveche esta colección de recetas de batidos y comidas altas en calorías que le ayudaran a subir de peso rápidamente al disfrutar comidas deliciosas y saludables.

121 RECETAS COMPLETAS DE BATIDOS Y COMIDAS PARA GANAR PESO, Y VOLVERSE MÁS GRANDE Y FUERTE: RECETAS DE COMIDAS Y BATIDOS QUE LE AYUDARÁN A GANAR PESO MÁS RÁPIDAMENTE

COMIDAS

1.   Pasta Penne con Camarones

Ingredientes:

1 libra de pasta penne, pre cocida

1 libra de camarones, sin piel ni vaina

1 taza de Yogurt griego

1 taza de tomates, en cubos

2 cucharadas de pasta de tomate

1 taza de apio, en trozos

1 taza de cebollas verdes, en trozos

1 cucharadita de romero fresco, picado fino

1 cucharada de perejil fresco, picado fino

½ cucharadita de sal marina

¼ cucharadita de pimienta negra, molida

Preparación:

Cocinar la pasta usando las instrucciones del paquete. Remover del fuego y colar. Dejar a un lado.

Combinar los tomates, pasta de tomate, romero, perejil, sal y pimienta en un tazón mediano. Dejar a un lado.

Poner las cebollas verdes y apio en una sartén antiadherente grande a fuego medio/alto. Cocinar por 2 minutos y añadir los camarones. Agregar 1 taza de agua y cocinar por 15 minutos, o hasta que ablanden. Añadir la mezcla de tomate y cocinar por 3 minutos más, hasta que espese. Agregar la pasta y continuar cocinando otros 2 minutos, revolviendo constantemente. Remover del fuego y añadir el yogurt. Servir inmediatamente.

Información Nutricional por porción: Kcal: 350, Proteínas: 29.8g, Carbohidratos: 47.9g, Grasas: 3.8g

2.   Pollo Sureño

Ingredientes:

1 libra de pechugas de pollo, sin piel ni hueso

4 cucharadas de pasta de tomate

2 cucharaditas de miel cruda

2 dientes de ajo, picados

1 cebolla pequeña, en cubos

1 cucharadita de salsa Worcestershire

4 cucharadita de vinagre de vino blanco

¼ cucharadita de Pimienta cayena, molida

¼ cucharadita de pimienta negra, molida

¼ cucharadita de jengibre, molido

½ cucharadita de sal

Preparación:

Precalentar el horno a 375°.

Combinar la pasta de tomate, miel, ajo, cebolla, salsa Worcestershire, vinagre, pimienta cayena, pimienta, jengibre y sal en una cacerola grande a fuego medio/alto. Cocinar por 15 minutos, revolviendo constantemente. Remover del fuego y dejar a un lado.

Lavar y secar la carne. Llevarla a una fuente de hornear grande y añadir la mitad de la salsa hecha previamente. Cubrir con film y refrigerar por 1 hora.

Remover el film y poner papel aluminio. Llevar al horno y cocinar por 10 minutos de cada lado. Reducir el fuego a 350° y añadir la salsa restante. Cocinar por 30 minutos más.

Remover del horno y servir inmediatamente.

Información Nutricional por porción: Kcal: 336, Proteínas: 45.1g, Carbohidratos: 11.4g, Grasas: 11.4g

3. Batido de Chocolate y Coco

Ingredientes:

1 huevos grande

1 cucharada de aceite de coco

1 cucharadita de semillas de chía

¼ taza de leche de coco

½ taza de agua

1 cucharadita de Stevia

1 cucharada de cacao crudo, sin azúcar

½ cucharadita de extracto de vainilla, sin azúcar

Preparación:

Poner los ingredientes en una licuadora y pulsar para combinar. Servir frío.

Información Nutricional por porción: Kcal: 393, Proteínas: 12.7g, Carbohidratos: 18.2, Grasas: 41.3g

4.   Pimientos Rellenos de Pizza

Ingredientes:

3 pimientos verdes grandes

2 tomates grandes, en trozos grandes

2 cucharadas de salsa de tomate de pizza, sin azúcar

1 cucharadita de orégano seco

½ cucharadita de tomillo

4 onzas queso mozzarella, en rodajas

3 cucharadas de queso parmesano

1 cucharada perejil, picado fino

4 cucharadas de aceite de oliva extra virgen

½ cucharadita de sal

¼ cucharadita de pimienta negra molida fresca

Preparación:

Precalentar el horno a 350°. Poner papel de hornear sobre una fuente y dejar a un lado.

Cortar los pimientos por la mitad y remover las semillas. Engrasar con aceite de oliva por dentro y dejar a un lado.

En un tazón mediano, combinar el queso mozzarella con tomates, salsa de tomate, tomillo, orégano, perejil y 2 cucharadas de aceite de oliva. Revolver bien y rellenar los pimientos con esta mezcla. Añadir sal y pimienta y cubrir con parmesano.

Hornear por 20 minutos.

Información Nutricional por porción: Kcal: 205, Proteínas: 11g, Carbohidratos: 5g, Grasas: 12g

5.   Estofado de Trucha con Papas

Ingredientes:

1 libra de filetes de trucha, limpios

4 papas medianas, sin piel y en trozos

1 taza de tomates, en cubos

2 cebollas pequeñas, en trozos

3 dientes de ajo, picados

½ taza de cebollas de verdeo, en trozos

½ cucharadita de ají molido

½ cucharadita de mezcla de sazón de vegetales

½ cucharadita de sal

½ cucharadita de pimienta negra, molida

Preparación:

Combinar las papas, tomate, ajo y cebollas en una cacerola grande. Verter agua hasta cubrir y hervir a fuego medio/alto. Cocinar por 15 minutos y reducir el fuego a medio/bajo. Cocinar por otros 15 minutos y añadir los filetes de pescado. Rociar con ají, mezcla de sazón de vegetales y pimienta negra. Tapar y cocinar por 20 minutos.

Mientras tanto, precalentar el aceite en una sartén grande a fuego medio/alto. Añadir los filetes y rociar con romero. Freír por 5 minutos de cada lado. Remover del fuego y dejar enfriar. Trozar en piezas del tamaño de un bocado y añadirlos a la olla con vegetales. Cocinar por 10 minutos más y remover del fuego.

Decorar con cebollas de verdeo antes de servir.

Información Nutricional por porción: Kcal: 225, Proteínas: 20.0g, Carbohidratos: 23.1g, Grasas: 5.7g

6.   Pavo con Frijoles Verdes}

Ingredientes:

1 libra de pechugas de pavo, sin piel ni hueso

1 libra de frijoles verdes, en trozos del tamaño de un bocado

1 cebolla mediana, picada fina

2 cucharadas de perejil fresco, picado fino

3 cucharadas de aceite de oliva

½ cucharadita de sal

¼ cucharadita de pimienta negra, molida

Preparación:

Poner los frijoles en una olla de agua hirviendo y cocinar por 10-12 minutos, hasta que ablanden. Remover del fuego y colar bien.

Precalentar 2 cucharadas de aceite en una sartén grande a fuego medio/alto. Cocinar la carne por 5 minutos de cada lado, hasta que dore. Remover del fuego y dejar a un lado. Reservar la sartén.

Agregar el aceite restante y la cebolla. Freír por 5 minutos, o hasta que trasluzca. Añadir los frijoles verdes y rociar con sal y pimienta a gusto. Cocinar hasta que se hayan calentado. Remover del fuego y transferir a un plato con la carne. Rociar con perejil y servir inmediatamente.

Información Nutricional por porción: Kcal: 204, Proteínas: 17.4g, Carbohidratos: 12.5g, Grasas: 10.1g

7.   Batido de Chocolate y Nuez

Ingredientes:

½ taza de nueces, en trozos

1 taza de Yogurt griego

¼ taza de chocolate chips

1 banana grande, en trozos

2 cucharadas de linaza

Preparación:

Combinar todos los ingredientes en una procesadora y pulsar hasta que esté suave. Transferir a vasos y refrigerar por 1 hora antes de servir.

Información Nutricional por porción: Kcal: 473, Proteínas: 20.5g, Carbohidratos: 36.8g, Grasas: 28.9g

8.   Macarrones y Queso

Ingredientes:

3 tazas de macarrones

1 taza de Queso cheddar, rallado

1 huevos grande

1 taza de crema agria

1 cebolla mediana, en trozos finos

¼ cucharadita de pimienta negra, molida

Preparación:

Precalentar el horno a 350°.

Cocinar los macarrones usando las instrucciones del paquete, pero sin sal. Colar bien y dejar a un lado.

Combinar los macarrones, queso y huevo en un tazón grande. Dejar a un lado.

Engrasar una fuente de hornear con spray de cocina. Añadir las cebollas y cocinar por 3-4 minutos a fuego medio/alto. Remover del fuego y añadir la mezcla de macarrones. Llevar al horno y cocinar por 25 minutos, o hasta que burbujee. Remover del fuego y añadir la crema agria.

Rociar con queso extra y servir.

Información Nutricional por porción: Kcal: 482, Proteínas: 19.2g, Carbohidratos: 46.6g, Grasas: 24.4g

9. Omelette de Papa

Ingredientes:

2 papas medianas, sin piel y en trozos

4 huevos grandes, batidos

1 cucharada de perejil, picado fino

2 cucharadas de Queso gouda, rallado

1 pimiento grande, en trozos

1 cebolla pequeña, en trozos

½ cucharadita de sal Himalaya

1 cucharada de manteca

¼ cucharadita de pimienta negra, molida

Preparación:

Poner las papas en una olla de agua hirviendo y cocinar hasta que ablanden. Remover y colar bien. Dejar a un lado.

Batir los huevos, sal y pimienta en un tazón. Dejar a un lado.

Derretir la manteca en una sartén a fuego medio/alto. Añadir la cebolla, papas y pimiento. Cocinar por 5 minutos y luego verter la mezcla de huevo. Rociar con queso y cocinar 3-4 minutos de cada lado. Remover del fuego y doblar el omelette. Servir inmediatamente.

Información Nutricional por porción: Kcal: 232, Proteínas: 11.8g, Carbohidratos: 21.4g, Grasas: 11.5g

10. Sopa Cremosa de Pollo

Ingredientes:

10 onzas filetes de pollo, en trozos del tamaño de un bocado

1 taza de crema pesada

½ taza de brócoli, en trozos

3 tazas de caldo de pollo

1 calabacín pequeño en trozos

2 cucharadas de aceite de oliva

1 cucharada de perejil fresco, picado fino

½ cucharadita de sal

¼ cucharadita de pimienta negra, molida

Preparación:

Derretir la manteca en una sartén a fuego medio/alto. Añadir el pollo y cocinar por 3-4 minutos, hasta que dore. Remover del fuego y dejar a un lado.

Combinar el aceite y caldo vegetal en una olla. Rociar con sal y pimienta y añadir el brócoli y calabacín. Hervir y reducir el fuego a medio/bajo. Tapar y cocinar por 15 minutos. Remover los vegetales de la olla y transferirlos a una procesadora. Reservar el líquido. Pulsar los vegetales y retornarlos a la olla. Añadir el pollo y crema pesada, y cocinar por 10 minutos más. Remover del fuego y decorar con perejil.

Información Nutricional por porción: Kcal: 252, Proteínas: 17.9g, Carbohidratos: 2.6g, Grasas: 19.1g

11.   Albóndigas Blancas

Ingredientes:

1 libra de carne molida magra

½ taza de Queso feta, desmenuzado

2 huevos grandes

½ taza de aceitunas, sin carozo, en trozos

4 cucharadas de perejil fresco, picado fino

1 cucharadita de orégano seco, molido

¼ cucharadita de pimienta negra, molida

Preparación:

Combinar todos los ingredientes excepto el aceite en un tazón grande. Mezclar con las manos y formar las albóndigas. Dejar a un lado.

Precalentar el aceite en una sartén antiadherente grande a fuego medio/alto. Añadir las albóndigas y freír por 10 minutos. Remover del fuego y transferir a un plato. Verter el yogurt encima y servir inmediatamente.

Información Nutricional por porción: Kcal: 424, Proteínas: 54.0g, Carbohidratos: 3.4g, Grasas: 20.5g

12. Omelette de Pimiento Grillado y Tomate

Ingredientes:

1 pimiento rojo mediano, en rodajas

1 tomate maduro

2 huevos

1 cucharada de aceite de oliva

Sal y pimienta a gusto

Orégano seco

Preparación:

Cortar el pimiento y tomate en rodajas finas. Calentar el aceite de oliva a fuego medio/alto y añadir los vegetales y el orégano. Freír por 5 minutos, o hasta que ennegrezca. Remover del fuego y dejar a un lado.

Batir los huevos con un tenedor. Sazonar con sal, pimienta y orégano. Freír por 2 minutos de cada lado y transferir a un plato. Poner los vegetales en una mitad del omelette y doblarlo.

Información Nutricional por porción: Kcal: 268, Proteínas: 21, Carbohidratos: 4.6g, Grasas: 4.7g

13. Omelette de Espinaca Cremosa

Ingredientes:

0.5 libra de espinaca fresca, en trozos finos

1 taza de kéfir (puede ser reemplazado con yogurt)

3 cucharadas de aceite de oliva

2 huevos enteros

Sal a gusto

3 cucharada queso ricota de cabra rallado

Preparación:

Combinar la espinaca con el kéfir en una procesadora. Mezclar bien por 20-30 segundos.

Calentar el aceite de oliva en un sartén grande a fuego medio. Verter la mezcla de espinaca y reducir el fuego al mínimo. Cocinar por 10 minutos y luego incrementar el fuego al máximo. Freír por 3-4 minutos y remover del fuego.

Mientras tanto, batir los huevos y verterlos en una sartén. Añadir sal y freír por 1 minuto de cada lado. Transferir a un plato, añadir la espinaca y doblar por la mitad.

Rociar con ricota rallado y servir.

Información Nutricional por porción: Kcal: 121, Proteínas: 9g, Carbohidratos: 3g, Grasas: 9.1g

14.   Palta y Huevos Horneados con Romero

Ingredientes:

3 paltas maduras medianas, por la mitad

6 huevos enteros

1 tomate mediano, en trozos finos

3 cucharadas de aceite de oliva

2 cucharaditas de romero seco

sal y pimienta a gusto

Preparación:

Precalentar el horno a 350°. Cortar la palta por la mitad y remover la pulpa del centro. Poner 1 huevo y el tomate trozado en cada mitad y rociar con romero, sal y pimienta. Engrasar una fuente de hornear con aceite de oliva y poner las paltas en ella. Hornear por 15-20 minutos.

Información Nutricional por porción: Kcal: 280 Proteínas: 28g, Carbohidratos: 41g, Grasas: 20g

15. Magdalenas de Pesto y Kalamata

Ingredientes:

3.5 onzas espinaca fresca, en trozos finos

1 tomate mediano, en trozos finos

4 huevos grandes

¼ taza de aceitunas Kalamata, sin carozo y por la mitad

½ taza de queso de cabra fresco, rallado

3 cucharada pesto orgánico

1 cucharadita de sal

¼ cucharadita de pimienta roja molida fresca

Preparación:

Precalentar el horno a 350 grados. Poner pilotines en 6 moldes de magdalenas.

Combinar los tomates con las aceitunas, queso de cabra, pesto, sal y pimienta en un tazón grande. Añadir los huevos, batiendo al máximo, hasta que estén bien incorporados.

Usando una cucharada, dividir la mezcla entre los 6 moldes. Hornear por 20-30 minutos.

Dejar reposar por 30 minutos.

Información Nutricional por porción: Kcal: 110 Proteínas: 4.8g, Carbohidratos: 1.5g, Grasas: 8g

16. Brotes de Bruselas Cremosos

Ingredientes:

1 libra de Repollos de Bruselas, recortados y por la mitad

¼ taza de queso crema

5 cucharadas de almendras, en trozos grandes

½ cucharadita de sal marina

1 cucharada aceite de oliva

¼ cucharadita de pimienta negra, molida

¼ cucharadita de nuez moscada, molida

Preparación:

Poner los brotes de Bruselas en una olla de agua hirviendo. Cocinar hasta que ablanden y remover del fuego. Colar bien y retornar a la olla. Añadir aceite de oliva y cocinar por 5 minutos. Agregar el queso y rociar con nuez moscada, sal y pimienta a gusto. Calentarlo y remover del fuego. Rociar con almendras antes de servir.

Información Nutricional por porción: Kcal: 231, Proteínas: 8.7g, Carbohidratos: 16.6g, Grasas: 17.0g

17.   Pavo a la Mostaza con Espárragos

Ingredientes:

1 libra de filetes de pavo, sin piel ni hueso

1 cucharada de manteca

2 tazas de espárragos

1 taza de caldo de pollo

2 cucharadas de mostaza amarilla

2 cucharadas de aceite de oliva

1 cucharada de perejil fresco, en trozos

½ cucharadita de sal

1 taza de agua

Preparación:

Frotar la sal, pimienta y ajo en los filetes y dejar a un lado por 10 minutos.

Poner los espárragos en una olla de agua hirviendo. Cocinar hasta que ablanden y remover del fuego. Colar bien y dejar a un lado.

Derretir la manteca en una sartén grande a fuego medio/alto. Poner los filetes y cocinar por 4-5 minutos de cada lado. Añadir el caldo y reducir el fuego al mínimo. Hervir y remover del fuego.

Combinar el aceite, mostaza, perejil y sal en un tazón. Colar el líquido de la sartén en el tazón y revolver. Poner los filetes en un plato y servir con los espárragos. Verter la salsa encima.

Información Nutricional por porción: Kcal: 245, Proteínas: 29.0g, Carbohidratos: 2.6g, Grasas: 13.0g

18. Espaguetis con Mejillones

Ingredientes:

1 libra de mejillones, con cáscara

1 libra de espaguetis, pre cocidos

4 dientes de ajo, picados

4 cucharada manteca

1 taza de caldo de pollo

1 cebolla mediana, en trozos finos

4 cucharadas de jugo de manzana, recién exprimido

3 cucharadas de perejil, picado fino

2 hojas de eneldo

Preparación:

Cocinar la pasta usando las instrucciones del paquete. Remover del fuego y colar. Dejar a un lado.

Lavar los mejillones y remover los que tengan daños o roturas.

Combinar el ajo, caldo de pollo, cebolla y jugo de manzana en una sartén grande a fuego medio/alto. Hervir y añadir las hojas de eneldo. Reducir el fuego a medio/bajo y tapar. Añadir los mejillones y cocinar por 5-6 minutos.

En una sartén mediana, derretir la manteca y agregar el perejil. Revolver bien y remover del fuego.

Servir la pasta en un plato y cubrir con los mejillones. Rociar con la manteca, sal y pimienta a gusto.

Información Nutricional por porción: Kcal: 380, Proteínas: 16.2g, Carbohidratos: 56.1g, Grasas: 9.9g

19.   Pasta con Palta

Ingredientes:

1 libra de tirabuzones, pre cocidos

1 palta mediana, sin carozo y sin piel

2 tomates pequeños, en cubos

1 tallo de apio, en trozos

2 cucharadas de perejil fresco, picado fino

2 cucharaditas de jugo de limón, recién exprimido

Para el aderezo

1 palta mediana, sin carozo y sin piel

4 cucharadas de jugo de limón, recién exprimido

½ cucharadita de comino, molido

1 taza de Yogurt griego

½ cucharadita de sal

½ cucharadita de pimienta negra, molida

Preparación:

Cocinar la pasta usando las instrucciones del paquete. Rociar con sal. Remover del fuego y colar bien. Dejar a un lado.

En un tazón grande, combinar la palta trozada, tomates, apio, perejil y jugo de limón. Añadir la pasta y dejar a un lado.

Combinar los ingredientes del aderezo en una procesadora y pulsar. Rociar la pasta y refrigerar 1 hora antes de servir.

Información Nutricional por porción: Kcal: 466, Proteínas: 16.1g, Carbohidratos: 60.2g, Grasas: 18.8g

20.   Horneado de Carne y Vegetales

Ingredientes:

1 libra de carne magra, en trozos del tamaño de un bocado

1 taza de champiñones, en trozos

2 papas grandes, sin piel y en rodajas

1 taza de crema agria

¼ taza de cebollas de verdeo, en trozos

3 dientes de ajo, aplastados

2 zanahorias pequeñas, en rodajas

4 cucharadas de aceite de oliva

1 cucharada de manteca

1 cucharada de Mostaza de Dijon

½ cucharadita de sal

½ cucharadita de pimienta negra, molida

2 hojas de eneldo

Preparación:

Precalentar el horno a 400°.

Cubrir la carne con la mostaza y dejar a un lado. Cortar las papas en rodajas y esparcir en una fuente de hornear engrasada.

Precalentar el aceite en una sartén grande a fuego medio/alto. Añadir las cebollas de verdeo y zanahorias. Cocinar por 3 minutos y agregar el ajo. Continuar cocinando 2 minutos más. Remover del fuego y transferir a la fuente con las papas. Reservar la sartén.

Derretir la manteca en la sartén a fuego medio/alto. Añadir la carne y cocinar por 3 minutos, revolviendo constantemente. Agregar los champiñones y cocinar 10 minutos más. Transferir a la fuente de hornear. Cubrir con crema agria y 1 taza de agua. Rociar con sal y pimienta. Hornear por 1 hora. Añadir agua de ser necesario.

Servir caliente.

Información Nutricional por porción: Kcal: 360, Proteínas: 23.2g, Carbohidratos: 20.6g, Grasas: 20.8g

21.   Batido de Palta y Col Rizada

Ingredientes:

1 palta madura, sin carozo y sin piel

1 taza de col rizada fresca, en trozos grandes

1 banana grande, en trozos

1 taza de Yogurt griego

2 cucharadas de linaza

1 cucharadita de ralladura de naranja, para decorar

Preparación:

Combinar todos los ingredientes en una procesadora y pulsar. Transferir a vasos y refrigerar por 1 hora antes de servir. Decorar con ralladura de naranja.

Información Nutricional por porción: Kcal: 259, Proteínas: 9.5g, Carbohidratos: 22.3g, Grasas: 15.9g

22.   Magdalenas de Gouda

Ingredientes:

1 taza de Queso gouda, rallado

4 huevos grandes

1 taza de espinaca fresca, en trozos

1 lata de atún, con aceite

6 onzas de atún picado

1 cucharada de perejil, picado fino

1 cucharada de manteca

1 cucharadita de sal marina

Preparación:

Precalentar el horno a 375°.

Derretir la manteca en una sartén a fuego medio/alto. Añadir la espinaca y cocinar por 5 minutos. Remover del fuego y añadir a un tazón grande.

Agregar el atún, queso y perejil. Rociar con sal y pimienta, y mezclar bien usando las manos. Verter la mezcla en moldes de magdalenas engrasados, cubrir con huevos y llevar al horno. Cocinar por 20 minutos. Remover y dejar enfriar. Cubrir con queso extra.

Información Nutricional por porción: Kcal: 561, Proteínas: 54.5g, Carbohidratos: 2.3g, Grasas: 36.3g

23. Tagliatelle con Marinada

Ingredientes:

1 libra de tagliatelle pasta

1 taza de tomates, en cubos

4 cucharadas de pasta de tomate

4 cucharadas de aceite de oliva

1 taza de albahaca fresca, en trozos

1 chalote, en trozos

3 dientes de ajo, picados

½ cucharadita de sal

1 cucharadita de orégano seco, molido

½ cucharadita de pimienta negra, molida

Preparación:

Combinar los tomates, pasta de tomate, albahaca, chalote, ajo, sal y pimienta en una procesadora. Pulsar por 1 minuto y añadir el aceite gradualmente hasta que se incorpore bien. Dejar a un lado.

Cocinar la pasta de acuerdo a las instrucciones del paquete. Colar bien y transferir a un tazón grande. Añadir la mezcla procesada previamente y sacudir para cubrir. Rociar con orégano y servir inmediatamente.

Información Nutricional por porción: Kcal: 476, Proteínas: 14.4g, Carbohidratos: 68.6g, Grasas: 16.9g

24. Omelette con Naranja

Ingredientes:

1 taza de copos de avena

½ taza de yogurt entero

½ taza de agua

2 cucharadas de chocolate negro, rallado

1 naranja grande, en trozos

2 cucharadas de linaza

Preparación:

Combinar el yogurt, agua y linaza en un tazón. Añadir la avena y revolver bien para combinar. Cubrir con naranja y rociar con chocolate negro. Refrigerar o servir inmediatamente.

Información Nutricional por porción: Kcal: 335, Proteínas: 11.8g, Carbohidratos: 51.1g, Grasas: 8.8g

25. Pinchos de Ternera con Batatas

Ingredientes:

2 libras de hombro de ternera

2 batatas medianas, sin piel y en trozos

½ taza de aceite de oliva

2 limones, exprimidos

2 cucharadas de vinagre de vino tinto

4 cucharadas de menta, en trozos finos

1 cucharada de orégano fresco, molido

1 cucharadita de sal

½ cucharadita de pimienta negra, molida

2 cucharadas de semillas de sésamo

Preparación:

Poner las batatas en una olla de agua hirviendo. Cocinar hasta que ablande y remover del fuego. Colar y dejar a un lado.

Combinar el aceite, menta, orégano, vinagre, sal y pimienta en un tazón grande. Revolver bien para combinar y dejar a un lado.

Cortar la carne en cubos y remojar en la marinada por 2 horas.

Precalentar el grill a medio/alto. Usar pinchos de metal para acomodar la carne y llevar al grill. Reservar la marinada. Grillar por 5 minutos de cada lado.

Poner los pinchos y batatas en un plato. Rociar las papas con marinada y semillas de sésamo antes de servir.

Información Nutricional por porción: Kcal: 490, Proteínas: 38.5g, Carbohidratos: 16g, Grasas: 30g

26.   Ensalada Dulce de Palta

Ingredientes:

1 palta madura, sin carozo, sin piel, y en trozos

½ taza de frutillas, en trozos

2 tazas de espinaca fresca, en trozos

½ taza de cantalupo, sin piel y en trozos

1 taza de crema pesada

¼ taza de miel

2 cucharadas de vinagre balsámico

1 cucharada de aceite de oliva

½ cucharadita de sal

½ cucharadita de pimienta negra, molida

Preparación:

Combinar la miel, crema pesada, vinagre, aceite, sal y pimienta en un tazón. Revolver bien para combinar y dejar a un lado.

En un tazón grande de ensalada, combinar la palta, frutillas, espinaca y cantalupo. Revolver una vez y rociar con el aderezo. Sacudir para cubrir y refrigerar por 30 minutos antes de servir.

Información Nutricional por porción: Kcal: 425, Proteínas: 3.2g, Carbohidratos: 35.2g, Grasas: 32.8g

27.   Mozzarella Cremosa Tricolor de Desayuno

Ingredientes:

2 tomates grandes, en rodajas

3.5 onzas mozzarella, en rodajas

1 palta mediana, por la mitad y sin carozo

3 cucharadas de aceite de oliva extra virgen

½ cucharadita de sal

1 cucharadita de vinagre de sidra de manzana

½ cucharadita de tomillo seco, aplastado

½ cucharadita de azúcar

Preparación:

Lavar y rebanar los tomates. Ponerlos en una fuente.

Cortar la palta por la mitad y remover el carozo. Rebanar finamente y hacer una capa sobre los tomates. Cubrir con mozzarella.

En un tazón pequeño, batir el aceite de oliva, vinagre de sidra, tomillo, sal y azúcar. Rociar sobre la tricolor y servir.

Información Nutricional por porción: Kcal: 340 Proteínas: 16.5g, Carbohidratos: 5.8g, Grasas: 31g

28.   Batido Dulce de Anacardos y Frambuesas

Ingredientes:

1 taza de leche de anacardos

1 huevo entero

1 cucharada de cacao crudo

3.5 onzas avocado, en trozos grandes

1 cucharadita de azúcar

1 cucharadita de extracto de frambuesa

1 cucharada de nueces, molidas

Preparación:

Poner los ingredientes en una licuadora y pulsar. Servir frío.

Información Nutricional por porción: Kcal: 280 Proteínas:
16.5g, Carbohidratos: 5g, Grasas: 31g

29. Copos Calientes de Frutilla y Coco

Ingredientes:

¼ taza de copos de coco, tostados

1 taza de leche de almendra (puede usar leche de coco))

1 cucharada de semillas de chía

1 cucharada de almendras, picadas

1 cucharada de aceite de coco

1 cucharadita de extracto de frutilla

½ cucharadita de azúcar

Preparación:

Precalentar el horno a 350°. Poner papel de hornear sobre una fuente y engrasar con aceite de coco derretido.

Verter los copos en la fuente y tostar por 10-15 minutos. Remover del horno y transferir a un tazón.

Añadir la leche de almendra, almendras picadas, semillas de chía, extracto de frutilla y azúcar. Revolver bien y servir caliente.

Información Nutricional por porción: Kcal: 175, Proteínas: 3.1g, Carbohidratos: 8.6g, Grasas: 19g

30. Tortilla con Feta

Ingredientes:

4 pimientos rojos grandes, en trozos del tamaño de un bocado, sin semillas ni pulpa

2 dientes de ajo, aplastados

3 huevos grandes

1 onzas Queso feta, desmenuzado

¼ taza de perejil, picado fino

¼ taza de crema agria

¼ cucharadita de sal

¼ cucharadita de pimienta negra, molida

1 cucharada de aceite de oliva extra virgen

Preparación:

Poner los pimientos trozados en un tazón grande. Sazonar con perejil, sal y pimienta. Revolver y dejar a un lado.

Precalentar el horno a 370°.

Batir los huevos en otro tazón. Añadir el queso, crema agria y aceite de oliva. Mezclar bien con un tenedor. Verter la mezcla sobre los vegetales y revolver.

Engrasar una fuente de hornear grande con aceite de oliva y hacer una capa fina.

Hornear por 45-50 minutos. Remover del horno y dejar reposar por 10 minutos. Cubrir con tomate en rodajas.

Información Nutricional por porción: Kcal: 201, Proteínas: 29.2g, Carbohidratos: 6.8g, Grasas: 10.5g

31. Patas de Cordero Horneadas

Ingredientes:

4 patas de cordero

1 taza de cebollas de verdeo, en trozos

3 papas medianas, sin piel y en trozos

6 cucharadas de aceite de oliva

4 tazas de caldo de hueso

1 cebolla morada grande, en trozos

3 dientes de ajo, aplastados

3 cucharadas de romero fresco, picado fino

2 cucharaditas de Sal Himalaya

½ cucharadita de pimienta negra, molida

½ cucharadita de ají molido

Preparación:

Precalentar el horno a 325°.

Poner la carne en un tazón grande. Añadir la sal y pimienta y frotar la carne gentilmente.

Precalentar 2 cucharadas de aceite en una sartén antiadherente grande y añadir la carne. Cocinar por 5 minutos, revolviendo ocasionalmente. Agregar el ajo, cebollas moradas y cebollas de verdeo. Cocinar 5 minutos más o hasta que la carne dore. Remover del fuego.

Añadir el aceite restante a una fuente de hornear grande. Transferir la carne y vegetales con todo su líquido a la fuente. Agregar los otros ingredientes y ponerlos en el horno. Añadir todos los ingredientes y hornear por 1 hora. Remover y servir caliente.

Información Nutricional por porción: Kcal: 252, Proteínas: 14.9g, Carbohidratos: 16.9g, Grasas: 14.2g

32. Batido de Goji

Ingredientes:

1 taza de Yogurt griego

¼ taza de Bayas de Goji

2 cucharadas de semillas de chía

½ cucharadita de canela, molida

1 cucharadita de aceite de coco

2 hojas de menta, para decorar

Preparación:

Combinar todos los ingredientes en una procesadora y pulsar. Transferir a vasos y decorar con hojas de menta. Refrigerar por 30 minutos.

Información Nutricional por porción: Kcal: 472, Proteínas: 24.2g, Carbohidratos: 54.7g, Grasas: 19.5g

33. Omelette Cremoso de Salmón

Ingredientes:

6 huevos grandes

4 onzas de filetes de salmón, en rodajas finas

1 taza de Queso cheddar, desmenuzado

2 cucharadas de aceite de oliva

2 dientes de ajo, picados

1 cucharada de perejil fresco, picado fino

1 cucharada de romero fresco, picado fino

1 cucharadita de Sal Himalaya

½ cucharadita de copos de pimienta roja

Preparación:

En un tazón grande, batir los huevos, perejil, romero, sal y pimienta roja. Añadir el queso y revolver. Dejar a un lado.

Precalentar el aceite en una sartén antiadherente grande a fuego medio/alto. Añadir el ajo y freír por 3 minutos.

Agregar los filetes de salmón y cocinar por 3-4 minutos de cada lado.

Verter la mezcla de huevo y cocinar por 3-4 minutos de cada lado. Remover del fuego y doblar por la mitad. Servir inmediatamente.

Información Nutricional por porción: Kcal: 433, Proteínas: 29.5g, Carbohidratos: 2.9g, Grasas: 34.3g

34.   Pavo con Mayonesa Casera

Ingredientes:

1 libra de pechugas de pavo, en rodajas finas

3 yemas de huevos grandes

1 taza de arroz blanco de grano largo

1 cucharada de perejil fresco, picado fino

3 cucharadas de vinagre de sidra de manzana

3 cucharadas de Mostaza de Dijon

1 taza de aceite de oliva

1 cucharadita de mezcla de sazón de vegetales

½ cucharadita de sal marina

Preparación:

Combinar el arroz y 2 tazas de agua en una olla profunda. Hervir y reducir el fuego a medio/bajo. Rociar con mezcla de sazón de vegetales y cocinar por 15 minutos más. Remover del fuego y dejar a un lado.

Combinar las yemas, vinagre, mostaza, aceite y sal en un tazón grande. Revolver bien para mezclar y dejar a un lado.

Mientras tanto, derretir la manteca en una sartén grande a fuego medio/alto. Añadir la carne y rociar con perejil y sal. Cocinar por 5 minutos de cada lado. Remover del fuego y poner en un plato con el arroz. Verter la mayonesa encima y servir.

Información Nutricional por porción: Kcal: 616, Proteínas: 20.2g, Carbohidratos: 34.4g, Grasas: 45.2g

35.   Envueltos de Filetes de Res

Ingredientes:

1 libras de filete de carne magra

1 taza de arroz basmati

2 zanahorias pequeñas, ralladas

½ taza de cebollas de verdeo, en trozos

4 cucharadas de aceite de oliva

2 cucharadas de vinagre balsámico

1 cucharadita de orégano seco, molido

½ cucharadita de ají molido

1 cucharadita de sal marina

1 head of Lechuga romana, entera

Preparación:

Combinar el vinagre, 2 cucharadas de aceite, orégano, ají y sal en un tazón grande. Añadir la carne y cubrir bien con la marinada. Envolver con film y refrigerar 2 horas.

Poner el arroz en una olla profunda. Añadir 3 tazas de agua y hervir. Reducir el fuego al mínimo, tapar y cocinar por 15 minutos. Dejar a un lado.

Precalentar el aceite restante en una sartén grande y añadir la carne. Cocinar por 8-10 minutos de cada lado. Remover del fuego y reservar la sartén. Cortar la carne en rebanadas finas.

En la misma sartén, cocinar las zanahorias y cebollas de verdeo por 5 minutos, revolviendo constantemente. Remover del fuego y mezclar con el arroz.

En una hoja de lechuga grande, verter la mezcla de arroz y cubrir con el filete de res. Rociar con sal y pimienta a gusto. Enrollar y asegurar con un palillo. Servir inmediatamente.

Información Nutricional por porción: Kcal: 422, Proteínas: 30.8g, Carbohidratos: 34.5g, Grasas: 17.3g

36. Palta Cremosa Horneada con Cheddar y Tomate

Ingredientes:

1 palta madura

1 tomate grande, en trozos finos

1 cebolla grande, sin piel y en trozos finos

2 cucharadas de aceite de oliva extra virgen

2 cucharadas de pasta de tomate, sin azúcar

¼ taza de cheddar, rallado

1 cucharada de jugo de lima fresco

½ cucharadita de sal

1 cucharadita de pimienta cayena

Preparación:

Precalentar el horno a 350 grados. Poner papel de hornear en una fuente y dejar a un lado.

Cortar la palta por la mitad y remover el carozo. Usando un cuchillo, hacer cortes en cruz para que las especias penetren la pulpa.

En una sartén mediana, calentar el aceite de oliva a fuego medio/alto. Freír la cebolla por 2-3 minutos, y agregar el tomate picado. Continuar cocinando hasta que ablande. Añadir la pasta de tomate, jugo de lima fresco, sal y pimienta cayena. Revolver y remover del fuego.

Rellenar cada mitad de palta con esta mezcla y cubrir con cheddar. Hornear por 20 minutos.

Información Nutricional por porción: Kcal: 252, Proteínas: 7.6g, Carbohidratos: 14.1g, Grasas: 19.8g

37.   Calabacín Horneado con Rocío de Queso Azul

Ingredientes:

1 calabacín mediano, en rodajas longitudinales

2 huevos grandes

¼ taza de leche de almendra

½ taza de harina de almendra

2 dientes de ajo, aplastados

1 cucharadita de orégano seco, aplastado

½ taza de gorgonzola

1 cucharadita de sal

½ cucharadita de pimienta

¼ taza de aceite de oliva extra virgen

Preparación:

Precalentar el horno a 350°. Engrasar una fuente con aceite de oliva y dejar a un lado.

Combinar el aceite restante con el ajo aplastado, orégano y pimienta. Dejar a un lado.

Cortar el calabacín longitudinalmente y rociar con sal. Dejar reposar por 5-7 minutos. Lavar bien y secar. Hacer una capa en la fuente de hornear. Usando un cepillo, esparcir la mezcla del aceite de oliva sobre cada calabacín, y hornear por 20 minutos.

Mientras tanto, batir los huevos, leche de almendra y harina de almendra. Batir con una batidora eléctrica al máximo hasta que se incorpore bien. Esparcir esta mezcla sobre el calabacín y continuar cocinando 5 minutos más.

Poner el queso gorgonzola en un microondas por 2 minutos. Rociar sobre el calabacín y servir caliente.

Información Nutricional por porción: Kcal: 340, Proteínas: 19g, Carbohidratos: 7.3g, Grasas: 35g

38. Cazuela de Shitake

Ingredientes:

1lb champiñones shitake, enteros

6 huevos

2 cebollas medianas, sin piel

3 dientes de ajo, aplastados

¼ taza de aceite de oliva

½ cucharadita de sal marina

¼ cucharadita de pimienta negra molida fresca

Preparación:

Precalentar el horno a 350°. Esparcir 2 cucharadas de aceite de oliva sobre una fuente de hornear. Poner los champiñones en ella y hornear por 10-12 minutos. Remover y dejar enfriar. Reducir el horno a 200°.

Mientras tanto, pelar y trozar las cebollas. Separar las claras de huevo de las yemas. Cortar los champiñones en rodajas de ½ pulgada y poner en un tazón. Añadir las cebollas, aceite de oliva, claras de huevo, ajo, sal y pimienta. Mezclar bien.

Esparcir esta mezcla en la fuente y hornear por otros 15-20 minutos.

Información Nutricional por porción: Kcal: 319, Proteínas: 41g, Carbohidratos: 14g, Grasas: 34g

39. Gachas de Pecanas y Quínoa

Ingredientes:

2 tazas de copos de avena

1 taza de quínoa blanca

1 taza de leche sin nata

1 cucharada de coco, rallado

¼ taza de ciruelas pasas, en trozos

½ taza de jarabe de arce

1 cucharada de miel cruda

4 cucharadas de nueces pecanas, en trozos grandes

1 cucharadita de canela, molida

1 cucharadita de extracto de vainilla

Preparación:

Precalentar el horno a 350°.

Combinar la quínoa, avena y nueces pecanas en un tazón grande.

En un tazón separado, combinar el jarabe, canela, miel y extracto de vainilla. Verter esta mezcla en el tazón con los ingredientes secos y revolver para combinar.

Engrasar una fuente de hornear mediana con spray de cocina. Verter la mezcla en ella y hornear por 15 minutos, revolviendo ocasionalmente. Remover del horno y dejar enfriar. Transferir a tazones para servir y añadir la leche y ciruelas pasas. Rociar con coco rallado y servir.

Información Nutricional por porción: Kcal: 557, Proteínas: 14.8g, Carbohidratos: 97.7g, Grasas: 12.9g

40. Estofado de Carne con Jengibre

Ingredientes:

10 onzas de carne de res magra, en trozos del tamaño de un bocado

1 taza de tomates, en cubos

2 papas grandes, sin piel y en cubos

1 cucharada de jengibre fresco, molido

2 cucharadas de aceite de oliva

1 berenjena pequeña, en trozos finos

1 calabacín pequeño en trozos finos

1 pimiento pequeño, en trozos finos

1 cebolla grande, en trozos finos

3 cucharadas de pasta de tomate

½ taza de mantequilla de maní

3 tazas de caldo de pollo

1 cucharadita de pimienta cayena, molida

½ cucharadita de sal

¼ cucharadita de pimienta negra, molida

Preparación:

Precalentar el aceite en una sartén grande a fuego medio/alto. Añadir la carne y cocinar por 4-5 minutos, o hasta que dore. Transferir la carne a una olla profunda y dejar a un lado. En la misma sartén, agregar el calabacín, tomates y cebolla, y rociar con jengibre, sal y pimienta. Revolver bien y cocinar por 5-7 minutos. Transferir a la olla y añadir los otros ingredientes. Agregar agua para ajustar el espesor. Hervir y reducir el fuego al mínimo. Tapar y cocinar por 45-50 minutos. Remover del fuego y servir caliente.

Información Nutricional por porción: Kcal: 294, Proteínas: 16.1g, Carbohidratos: 27.3g, Grasas: 14.9g

41.   Ziti Rápida con Vegetales

Ingredientes:

1 libra de pasta Ziti

1 pepino mediano, en trozos

2 tazas de tomates, en cubos

1 taza de crema agria

1 taza de leche sin nata

1 cucharadita de orégano seco, molido

1 cucharada de aceite de oliva

1 cucharada de vinagre balsámico

1 cucharadita de sal marina

¼ cucharadita de pimienta negra, molida

Preparación:

Cocinar la pasta usando las instrucciones del paquete. Rociar con sal. Remover el fuego y colar. Dejar a un lado.

Combinar los otros ingredientes en un tazón grande. Revolver para combinar y verter sobre la pasta. Sacudir para combinar y servir inmediatamente.

Información Nutricional por porción: Kcal: 355, Proteínas: 12.0g, Carbohidratos: 49.4g, Grasas: 12.3g

42.   Espárragos con Naranja Dulce

Ingredientes:

1lb espárragos frescos, recortados

2 cebollas medianas, sin piel y en trozos finos

2 pimientos jalapeños pequeños, en rodajas

1 taza de caldo vegetal

¼ taza de jugo de lima fresco

1 cucharadita de puré de extracto de naranja, sin azúcar

5 cucharadas de aceite de oliva extra virgen

1 cucharadita de romero seco, aplastado

Preparación:

Calentar el aceite de oliva en una sartén grande. Añadir las cebollas picadas y freír por 2-3 minutos.

Poner los pimientos jalapeños, jugo de lima, extracto de naranja y romero en una procesadora. Añadir ½ taza de caldo vegetal y pulsar hasta que esté suave. Verter la mezcla en una sartén y reducir el fuego al mínimo. Cocinar por 10 minutos.

Cuando la mayoría del líquido evapore, añadir los espárragos recortados y el caldo restante. Hervir y cocinar hasta que los espárragos ablanden.

Servir caliente.

Información Nutricional por porción: Kcal: 180, Proteínas: 4.9g, Carbohidratos: 7g, Grasas: 41g

43.   Coliflor Cremoso Estilo Griego

Ingredientes:

1lb floretes de coliflor

1 taza de crema agria

1 taza de Yogurt griego

1 cucharada de polvo de ajo

2 huevos

½ cucharadita de sal marina

1 cucharada de perejil seco

2 cucharadas de aceite de oliva

Preparación:

Precalentar el horno a 400°. Engrasar una fuente de hornear con aceite de oliva y poner los filetes de coliflor en 1 capa.

En un tazón mediano, combinar la crema agria con el yogurt griego, huevos, polvo de ajo, sal y perejil seco. Añadir 1 taza de caldo vegetal y revolver.

Verter el caldo sobre la coliflor y cocinar por 35 minutos, o hasta que el líquido se haya evaporado y la coliflor esté cremosa.

Información Nutricional por porción: Kcal: 330, Proteínas: 24.2g, Carbohidratos: 15g, Grasas: 43g

44.   Vegetales en Tiras Estilo Tailandés

Ingredientes:

1 libra de champiñones, en rodajas

1 pimiento rojo mediano, en tiras

1 pimiento verde mediano, en tiras

7-8 floretes de coliflor

½ taza de queso parmesano

7-8 Brotes de Bruselas, por la mitad

1 cucharada salsa de tomate fresca, sin azúcar

1 tomate asado, en trozos grandes

1 cucharadita de sal

4 cucharadas de aceite de oliva extra virgen

Preparación:

Lavar y rebanar los champiñones longitudinalmente.

En un wok grande, calentar el aceite de oliva a fuego medio/alto. Añadir los floretes de coliflor y brotes de

Bruselas, y cocinar por 10 minutos, revolviendo constantemente. Agregar los pimientos en tiras, tomate asado, sal, salsa de tomate y queso parmesano. Revolver bien y cocinar por 10 minutos más.

Agregar los champiñones y continuar cocinando por 5-7 minutos. Revolver y servir caliente.

Información Nutricional por porción: Kcal: 313, Proteínas: 18.9g, Carbohidratos: 14g, Grasas: 32g

45.   Estofado de Chile Picante

Ingredientes:

2 libras de floretes de coliflor

1 cucharada ají molido

1 cucharada de aceite vegetal

6 onzas pasta de tomate, sin azúcar

2 pimientos jalapeño, en tiras

1 tomate grande, en trozos grandes

1 cebolla grande, sin piel y en trozos finos

1 taza de champiñones frescos, en rodajas

¼ cucharadas de sal

1 hoja de eneldo

2 ½ tazas de caldo vegetal

1 cucharadita de tomillo seco

3 dientes de ajo, aplastados

Preparación:

Calentar una sartén con aceite vegetal a fuego máximo. Añadir los floretes de coliflor y cocinar, revolviendo constantemente, hasta que doren bien. Transferir a una olla profunda. En la misma sartén, freír las cebollas, bajando el fuego a medio, por 5 minutos.

Agregar los pimientos jalapeños, pasta de tomate, ají picante, ajo y sal. Continuar cocinando por 3-4 minutos. Transferir a una olla.

Añadir los ingredientes restantes y tapar. Bajar el fuego al mínimo y cocinar por 1 hora.

Información Nutricional por porción: Kcal: 180, Proteínas: 13g, Carbohidratos: 25g, Grasas: 8.9g

46.   Hamburguesas de Pavo y Arroz

Ingredientes:

10 onzas de pechuga de pavo, en trozos finos

¾ taza de semillas de chía

¾ of a taza de arroz basmati

¾ of a taza de pan rallado de trigo

1 cucharadita de estragón

1 cucharadita de perejil fresco, picado fino

1 cucharadita de ajo, picado

1 taza de espinaca fresca, en trozos

1 cucharada de manteca

½ cucharadita de sal

Preparación:

Verter 1 taza de agua en una cacerola pequeña. Hervir y cocinar el arroz hasta que esté levemente pegajoso.

Al mismo tiempo, cocinar las semillas de chía hasta que ablanden. Picar finamente la carne. Lavar la espinaca, rociar con sal, y mezclar con todos los ingredientes en un tazón grande. Llevar el tazón a la nevera y dejar enfriar por 15-30 minutos.

Formar las hamburguesas. Derretir la manteca en una sartén a fuego medio/alto. Poner las hamburguesas y cocinar por 5-7 minutos de cada lado.

Información Nutricional por porción: Kcal: 812, Proteínas: 38.5g, Carbohidratos: 145.2g, Grasas: 38.2g

47.   Estofado de Frijoles Blancos

Ingredientes:

2 tazas de frijoles blancos, pre cocidos

2 papas grandes, sin piel y en trozos

1 pimiento grande, en trozos

1 tomate mediano, en cubos

2 cucharadas de harina común

2 cucharadas de aceite de oliva

1 cebolla pequeña, en trozos

1 cucharada de perejil fresco, picado fino

1 cucharada de Pimienta cayena, molida

½ cucharadita de Sal Himalaya

¼ cucharadita de pimienta negra, molida

Preparación:

Poner los frijoles en una olla profunda. Añadir agua hasta cubrir y cocinar por 2-3 minutos. Remover del fuego, colar y lavar bien. Lavar la olla y verter agua fresca en ella. Agregar los frijoles y cocinar nuevamente por 45 minutos.

Precalentar el aceite en una olla profunda a fuego medio/alto. Añadir la cebolla y freír hasta que trasluzca. Agregar los frijoles, papas, tomate, pimiento, perejil, ají, sal y pimienta. Añadir agua hasta cubrir y reducir el fuego al mínimo. Tapar y cocinar por 1 hora.

En una cacerola pequeña, combinar la pimienta cayena, harina y 3 cucharadas de agua. Revolver bien y hervir. Remover del fuego y añadirlo a la olla. Cocinar por 10 minutos más y remover del fuego. Servir caliente.

Información Nutricional por porción: Kcal: 376, Proteínas: 18.7g, Carbohidratos: 65.9g, Grasas: 5.6g

48.   Pastel Inglés de Espinaca

Ingredientes:

1 paquete (9 onzas) de espinaca fresca, en trozos

7 onzas hojas de diente de león, deshechas

4 huevos enteros

½ taza de leche de coco

2 onzas de queso feta desmenuzado

¼ taza de queso parmesano rallado

½ taza de queso mozzarella rallado

3 cucharadas de aceite vegetal

1 cucharadita de sal

½ cucharadita de pimienta negra

Preparación:

Precalentar el horno a 350°. Engrasar una fuente con aceite vegetal y dejar a un lado.

Batir los huevos en un tazón. Añadir la leche gradualmente y batir al máximo. Agregar el parmesano y continuar batiendo. Dejar a un lado.

Poner la espinaca y diente de león en la fuente engrasada y añadir el queso feta. Verter la mezcla de huevo y cubrir los ingredientes completamente.

Hornear por 40-45 minutos, hasta que el queso se haya derretido.

Remover del horno y dejar reposar por 15 minutos antes de servir.

Información Nutricional por porción: Kcal: 190, Proteínas: 15g, Carbohidratos: 8g, Grasas: 20g

49.   Champiñones Balsámicos

Ingredientes:

1 libra de champiñones, por la mitad

3 cucharadas de aceite de oliva extra virgen

1 cucharada de Stevia, en polvo

1 cucharada de Mostaza de Dijon

1 cucharada de vinagre balsámico

1 cucharadita de jugo de limón

1 cucharada de romero fresco, picado fino

¼ cucharadita de sal

¼ cucharadita de pimienta negra, molida

Preparación:

Combinar el aceite, Stevia, vinagre, mostaza, sal y pimienta en un tazón grande. Revolver bien y añadir los champiñones. Cubrir bien y dejar reposar por 30 minutos.

Precalentar un grill eléctrico a fuego medio/alto. Transferir los champiñones al grill y reservar la marinada.

Grillar los champiñones por 5 minutos, revolviendo constantemente. Transferir a un plato, rociar con la marinada y servir con vegetales al vapor.

Información Nutricional por porción: Kcal: 240, Proteínas: 7.3g, Carbohidratos: 5.8g, Grasas: 28g

50. Tomates Rellenos con Mozzarella

Ingredientes:

4 tomates grandes, enteros

1 taza de Queso mozzarella, desmenuzado

½ taza de cebolla, en trozos finos

10 espinacas, en trozos finos

2 cucharadas de Queso parmesano, rallado

1 cucharada de perejil fresco, picado fino

2 cucharadas de aceite de oliva

½ cucharadita de sal

¼ cucharadita de pimienta negra, molida

Preparación:

Precalentar el horno a 400°.

Poner la espinaca en una olla de agua hirviendo. Cocinar por 1 minuto y remover del fuego. Colar y dejar a un lado.

Hacer un hueco en los tomates y reservar la pulpa. Remover las semillas y picar la pulpa en un tazón grande. Agregar la espinaca, mozzarella, parmesano y pimienta.

Verter la mezcla en los tomates y llevarlos a una fuente engrasada. Hornear por 5 minutos y remover del fuego.

Información Nutricional por porción: Kcal: 159, Proteínas: 14.5g, Carbohidratos: 12.9g, Grasas: 10.8g

51. Scaloppini de Shitake con Salsa Gorgonzola

Ingredientes:

1lb champiñones shitake

¼ taza de manteca

1 diente de ajo, aplastado

1 cucharadita de orégano seco

¼ taza de jugo de lima fresco

1 taza de champiñones, en rodajas

½ taza de Queso gorgonzola, en trozos

½ taza de crema agria

3 cucharadas de Queso parmesano, rallado

½ cucharadita de sal

½ taza de harina común

Preparación:

En un tazón pequeño, combinar la harina de almendra con la crema agria, manteca, queso parmesano y gorgonzola.

Añadir el jugo de lima fresco y batir bien con una batidora eléctrica al máximo.

Sazonar los champiñones con sal y orégano. Poner en una olla y añadir la mezcla cremosa y el ajo.

Tapar y cocinar por 30 minutos a fuego medio/bajo.

Información Nutricional por porción: Kcal: 300, Proteínas: 24.5g, Carbohidratos: 12g, Grasas: 36g

52.   Pasta Italiana con Ajo y Coliflor

Ingredientes:

6 tazas de floretes de coliflor

3 tomates maduros grandes

3 cucharadas de aceite de oliva extra virgen

2 dientes de ajo, aplastados

½ cucharadita de orégano seco

¼ cucharadita de sal

¼ taza de jugo de lima fresco

½ taza de harina común

1 taza de caldo vegetal

Preparación:

Precalentar el horno a 350 grados.

Poner la coliflor en una olla profunda y añadir agua hasta cubrir. Hervir hasta que esté al dente. Remover del fuego y colar. Dejar a un lado.

Batir el caldo vegetal con la harina. Dejar a un lado. Pelar y trozar los tomates. Mantener todo el líquido.

Calentar el aceite de oliva a fuego medio. Añadir el ajo y freír por varios minutos. Agregar los tomates, orégano y sal. Reducir el fuego al mínimo y cocinar hasta que los tomates ablanden. Añadir el jugo de lima y cocinar por 10 minutos más, revolviendo constantemente. Apagar el fuego, añadir la coliflor y tapar.

Dejar reposar por 10 minutos y transferir a una fuente de hornear engrasada. Verter el caldo vegetal encima.

Hornear por 15-20 minutos, hasta que dore la parte superior.

Información Nutricional por porción: Kcal: 93, Proteínas: 5g, Carbohidratos: 15g, Grasas: 14g

53.   Ensalada de Queso de Cabra

Ingredientes:

5 tomates cherry, enteros

Un puñado de aceitunas negras

1 cebolla mediana, sin piel y en rodajas

3.5 onzas queso de cabra fresco

2 rábanos, en rodajas

3.5 onzas de lechuga de cordero

2 cucharadas de jugo de lima exprimido fresco

3 cucharadas de aceite de oliva extra virgen

Sal a gusto

Preparación:

Poner los vegetales en un tazón grande. Añadir el aceite de oliva, queso de cabra, jugo de lima fresco y sal a gusto. Sacudir para combinar.

Información Nutricional por porción: Kcal: 225, Proteínas: 18.5g, Carbohidratos: 10g, Grasas: 35g

54. Calabacín Frito con Queso Cottage

Ingredientes:

2 calabacines pequeños, en rodajas longitudinales

½ taza de queso Cottage

1 taza de lechuga de cordero

1 taza de tomates cherry

½ taza de champiñones, en rodajas

1 cucharadita de sal

½ cucharadita de pimienta negra molida fresca

2 cucharadas de aceite de oliva

Preparación:

Lavar y secar el calabacín. Cortar longitudinalmente.

Usar un grill y engrasarlo con aceite de oliva. Calentar a fuego medio/alto y grillar los calabacines por 3-4 minutos a cada lado. Remover del fuego y dejar reposar.

Mientras tanto, añadir los champiñones al grill y cocinar hasta que el líquido evapore. Remover del fuego y dejar reposar.

Poner la lechuga de cordero, queso Cottage y tomates cherry en un tazón grande. Agregar el calabacín y champiñones, y sazonar con sal y pimienta. Sacudir para combinar y servir.

Información Nutricional por porción: Kcal: 220, Proteínas: 27g, Carbohidratos: 14g, Grasas: 24g

55.   Ensalada de Brócoli Caliente

Ingredientes:

12 onzas bolsa de repollo de brócoli

½ taza de Brotes de Bruselas, por la mitad

½ taza de coliflor, en trozos

Un puñado de col rizada, picada

3 cucharadas de aceite de sésamo

1 cucharadita de jengibre, rallado

½ cucharadita de sal

¼ taza de yogurt de leche de cabra

Preparación:

Calentar el aceite en una sartén grande. Añadir los brotes de Bruselas y coliflor. Cocinar por 10-15 minutos, revolviendo constantemente.

Añadir el repollo de brócoli, jengibre rallado, sal y col rizada, junto con ¼ taza de agua. Cocinar 10 minutos más.

Cuando el agua se haya evaporado, agregar el yogurt y remover del fuego. Servir caliente.

Información Nutricional por porción: Kcal: 214, Proteínas: 9g, Carbohidratos: 13g, Grasas: 15g

56.   Kebab Caliente de Vegetales

Ingredientes:

1 libra floretes de coliflor, por la mitad

2 cebollas grandes, ralladas

5 cucharadas de aceite de oliva extra virgen

½ cucharadita de pimienta roja, aplastada

½ cucharadita de orégano seco

¼ cucharadita de sal

¼ cucharadita de pimienta negra molida

1 cucharada de salsa de tomate

2 tazas de agua tibia

1 tomate grande, en gajos

½ pimiento verde, en trozos

1 taza de yogurt entero, o crema agria

Preparación:

Poner las cebollas en una licuadora y pulsar. Transferir el líquido a un tazón grande y remover la pulpa restante.

Cortar los floretes de coliflor en piezas del tamaño de un bocado.

Combinar las especias con 2 cucharadas de aceite de oliva y cebollas. Revolver bien. Agregar la coliflor y mezclar. Tapar y dejar a un lado.

Precalentar el aceite restante a fuego medio. Añadir la salsa de tomate y revolver. Agregar el agua, una pizca de sal y hervir por unos minutos. Remover del fuego y dejar a un lado.

Mientras tanto, calentar 2 cucharadas de aceite vegetal y añadir la coliflor. Freír por 10 minutos. Agregar la salsa de tomate y cebollas. Revolver bien y cocinar 5 minutos más. Dejar a un lado.

Poner las piezas de coliflor en una fuente, cubrir con el tomate y pimienta, y servir con yogurt o crema agria.

Información Nutricional por porción: Kcal: 190, Proteínas: 12g, Carbohidratos: 21g, Grasas: 22g

57. Sopa de Tomate y Comino

Ingredientes:

1 libra de tomates frescos, sin piel y en trozos finos

3 pepinos grandes, en trozos finos

3 cebollas de verdeo, en trozos finos

1 cebolla morada mediana, en trozos finos

1 cucharada de pasta de tomate, sin azúcar

½ cucharadita de sal

1 cucharada de comino molido

¼ cucharadita de pimienta

Perejil fresco, para servir

Preparación:

Precalentar una sartén antiadherente a fuego medio/alto. Agregar las cebollas y freír por 3-4 minutos. Añadir los tomates, pasta de tomate, pepino, comino, sal y pimienta. Cocinar 5 minutos más, hasta que caramelice.

Añadir 3 tazas de agua tibia, reducir el fuego al mínimo, y cocinar por 15 minutos. Agregar 1 taza más de agua y hervir. Remover del fuego y servir con perejil fresco. Servir frío.

Información Nutricional por porción: Kcal: 160, Proteínas: 6g, Carbohidratos: 27g, Grasas: 0.9g

58.   Hamburguesas Dulces de Almendra

Ingredientes:

1lb floretes de coliflor, en rodajas

7oz almendras tostadas

1 taza de leche de almendra

1 huevo

1 cucharadita de sal marina

1 cucharada de manteca de almendra

1 taza de harina de almendra

½ taza de perejil, picado fino

½ taza de yogurt entero

aceite de oliva

Preparación:

Poner los floretes de coliflor en una olla profunda. Añadir agua hasta cubrir y hervir. Cocinar hasta que ablande. Remover del fuego y transferir a un tazón. Agregar 1 cucharadita de sal, leche de almendra y manteca de almendra. Aplastar hasta obtener un puré. Dejar a un lado.

Picar las almendras y combinarlas con el puré. Añadir la harina de almendra, huevos y perejil. Mezclar hasta que esté bien combinado. Usando sus manos, formar hamburguesas de 1 pulgada de espesor.

Precalentar el aceite a fuego medio/alto. Freír cada hamburguesa por 2-3 minutos de cada lado.

Información Nutricional por porción: Kcal: 322, Proteínas: 17g, Carbohidratos: 18g, Grasas: 28g

59. Verdes Primaverales

Ingredientes:

3.5 onzas achicoria fresca, desmenuzada

3.5 onzas wild espárragos, en trozos finos

3.5 onzas Acelga, desmenuzada

Un puñado de menta fresca, en trozos

Un puñado de ensalada cohete, desmenuzada

3 dientes de ajo, aplastados

¼ cucharadita de pimienta negra molida fresca

1 cucharadita de sal

¼ taza de jugo de limón fresco

Aceite de oliva

Preparación:

Llenar una olla grande con agua salada y añadir los verdes. Hervir y cocinar por 2-3 minutos. Remover del fuego y colar.

En una sartén mediana, calentar 3 cucharadas de aceite de oliva. Agregar el ajo aplastado y freír por 2-3 minutos. Añadir los verdes, sal, pimienta y la mitad del jugo de limón. Continuar cocinando por 5 minutos más.

Remover del fuego. Sazonar con el jugo de limón restante y servir.

Información Nutricional por porción: Kcal: 55, Proteínas: 4g, Carbohidratos: 7g, Grasas: 8g

60.   Canelones Cremosos de Coco

Ingredientes:

5 crepes

¼ taza de aceite de coco

3 onzas harina de coco

2 partes de leche de coco

8.8 onzas queso ricota

3 onzas queso parmesano rallado

5 onzas espinaca fresca, desmenuzada

Sazón a gusto

Preparación:

Precalentar el horno a 350°.

Hervir el aceite de coco, harina y leche lentamente, batiendo constantemente hasta que espese. Poner la mitad de la salsa en un tazón y mezclar con la ricota, parmesano, espinaca y sazón a gusto.

Poner una crepe en una superficie de trabajo. Verter 1/5 de la mezcla y enrollar. Llevar las crepes a una fuente de hornear. Cocinar por 10 minutos, remover del horno y servir.

Información Nutricional por porción: Kcal: 500, Proteínas: 31g, Carbohidratos: 11.5g, Grasas: 50g

61.   Calabacín al Ajo Grillado

Ingredientes:

1 calabacín grande

3 huevos

1 cucharadita de romero seco

2 dientes de ajo, aplastados

¼ cucharadita de sal marina

1 cucharada de aceite de oliva

Preparación:

Pelar el calabacín y cortar en rodajas de 1 pulgada de espesor. Rociar con sal y dejar reposar por 15 minutos. Lavar bien y secar con papel de cocina.

En un tazón grande, batir los huevos con el ajo y el romero.

Calentar el aceite de oliva en una sartén a fuego medio.

Remojar las rodajas de calabacín en la mezcla de huevo. Hacer algunos agujeros con un cuchillo para que la mezcla penetre. Freír hasta que dore de cada lado, unos 5 minutos. Servir caliente.

Información Nutricional por porción: Kcal: 198, Proteínas: 13g, Carbohidratos: 7g, Grasas: 25g

62.   Sopa de Tomate con Albahaca Fresca

Ingredientes:

2 onzas tomate, sin piel y en trozos

Pimienta negra molida to taste

1 cucharada de apio, en trozos finos

1 cebolla, en cubos

1 cucharada de albahaca fresca, en trozos finos

Agua fresca

Preparación:

Precalentar una sartén antiadherente a fuego medio/alto. Añadir las cebollas, apio y albahaca fresca. Rociar con pimienta y cocinar, revolviendo, por 10 minutos, hasta que caramelice.

Agregar la salsa de tomate y ¼ taza de agua. Reducir el fuego al mínimo y cocinar por 15 minutos, hasta que ablande. Añadir 1 taza de agua y hervir. Remover del fuego y servir con perejil fresco.

Información Nutricional por porción: Kcal: 25, Proteínas: 0.7g, Carbohidratos: 4.9g, Grasas: 0.9g

63. Barras Proteicas con Manteca de Cacao

Ingredientes:

1 taza de almendras tostadas, en trozos finos

½ taza de manteca de cacao

½ taza de azúcar

2 cucharadas de semillas de chía

¼ taza de polvo de cacao crudo

3 claras de huevo

¼ taza de leche de coco

Preparación:

Combinar los ingredientes en un tazón y mezclar bien para combinar. Formar las bolas usando sus manos y refrigerar por 30 minutos.

Información Nutricional por porción: Kcal: 260, Proteínas: 11g, Carbohidratos: 9g, Grasas: 28g

64. Ensalada "Del Chef"

Ingredientes:

3 huevos grandes

½ pepino, en rodajas

1 tomate pequeño, en trozos grandes

1 taza de lechuga fresca, desmenuzada

1 pimiento verde pequeño, en rodajas

½ cucharadita sal

1 cucharada de jugo de lima

3 cucharadas de aceite de oliva

Preparación:

Hervir los huevos por 10 minutos. Remover del fuego, lavar y dejar enfriar. Pelar y cortar en rodajas. Transferir a una jarra grande.

Combinar los vegetales con el huevo. Añadir la carne y mezclar bien. Sazonar con sal y jugo de lima. Sellar la tapa y estará listo para servir.

Información Nutricional por porción: Kcal: 55, Proteínas: 7g, Carbohidratos: 2.8g, Grasas: 11.3g

65.   Batido de Jengibre y Chía

Ingredientes:

1 taza de leche

1 cucharada de aceite de coco

1 cucharada de semillas de chía

1 cucharadita de jengibre, molido

2 cucharaditas de azúcar

1 cucharadita de extracto de durazno puro

Preparación:

Combinar los ingredientes en una licuadora y pulsar. Puede agregar cubos de hielo. Servir frío.

Información Nutricional por porción: Kcal: 417, Proteínas: 6g, Carbohidratos: 10g, Grasas: 41g

66. Ensalada de Verdes de Remolacha Súper Saludable

Ingredientes:

8 onzas puerro, en trozos del tamaño de un bocado

Un puñado de verdes de remolacha

1 tomate grande, en trozos

2 dientes de ajo, picados

3 cucharadas de aceite vegetal

Unas hojas de menta

½ cucharadita de sal

½ cucharadita de red pimienta

½ cucharadita de Pimienta cayena

Preparación:

Calentar aceite vegetal en una sartén grande. Freír el ajo por 2-3 minutos, o hasta que ennegrezca. Añadir el puerro, sal, pimienta y pimienta cayena. Cocinar por 10 minutos a fuego medio, revolviendo constantemente. Remover del fuego y transferir a un tazón.

Agregar 1 puñado de verdes de remolacha, tomate y menta fresca. Sacudir para combinar y servir.

Información Nutricional por porción: Kcal: 133, Proteínas: 2.1g, Carbohidratos: 15g, Grasas: 15.5g

67.   Batido Desintoxicante de Coco

Ingredientes:

1 taza de agua de coco

¼ taza de espinaca bebé, en trozos finos

¼ taza de té verde

¼ taza de pepino pequeño, sin piel y en trozos

¼ palta mediana, en trozos

1 cucharadita extracto de vainilla orgánico

2 cucharaditas de azúcar

Preparación:

Combinar los ingredientes en una licuadora por unos 40 segundos y enfriar antes de servir.

Información Nutricional por porción: Kcal: 110, Proteínas: 4.2g, Carbohidratos: 8.5g, Grasas: 3.4g

68.   Yogurt de Coco con Semillas de Chía y Almendras

Ingredientes:

1 taza de yogurt de coco

3 cucharadas de semillas de chía

1 cucharadita de almendras tostadas, en trozos finos

2 cucharaditas de miel

Preparación:

Para esta simple receta, combinar 3 cucharadas de semillas de chía con 1 taza de yogurt de soja, 1 cucharadita de almendras picadas y 1 cucharada de miel. Usar un tenedor o batidora eléctrica para obtener una mezcla suave. Dejar enfriar en la nevera.

Puede combinar ¾ tazas de yogurt de soja con ¼ yogurt de arroz para más sabor.

Información Nutricional por porción: Kcal: 312, Proteínas: 14g, Carbohidratos: 44g, Grasas: 41g

69.   Brócoli a la Pimienta Grillado

Ingredientes:

4 onzas brócoli fresco

Pimienta negra molida fresca to taste

Perejil fresco, en trozos

3 cucharadas de aceite de oliva

Preparación:

Calentar el aceite de oliva en un grill grande. Poner el brócoli y grillar por 15 minutos, o hasta que ennegrezca.

Transferir a un plato y rociar con pimienta y perejil. Servir caliente.

Consejo:

Combinar el perejil con 1 diente de ajo.

Información Nutricional por porción: Kcal: 289, Proteínas: 3g, Carbohidratos: 7g, Grasas: 31g

JUGOS

1.   Jugo de Apio y Manzana

Ingredientes:

1 manzana verde grande, sin centro

1 limón grande, sin piel

3 tallos de apio grandes, en trozos

1 pepino grande

2 onzas de agua de coco

Preparación:

Lavar la manzana y cortarla por la mitad. Remover el centro y trozar. Dejar a un lado.

Pelar el limón y cortarlo por la mitad. Dejar a un lado.

Lavar los tallos de apio y trozarlos. Dejar a un lado.

Pelar el pepino y trozarlo. Dejar a un lado.

Combinar la manzana, limón, apio y pepino en una licuadora, y pulsar. Transferir a un vaso y añadir el agua de coco.

Agregar algunos cubos de hielo y servir inmediatamente.

Información nutricional por porción: Kcal: 175, Proteínas: 5.1g, Carbohidratos: 50.2g, Grasas: 1.3g

2.   Jugo de Bayas Mixtas

Ingredientes:

1 taza de moras

1 taza de arándanos

3 frutillas grandes, en trozos

1 lima grande, sin piel

1 pepino grande, en trozos

1 taza de menta fresca, en trozos

2 onzas de agua

Preparación:

Combinar las moras y arándanos en un colador. Lavar bajo agua fría y colar. Dejar a un lado.

Lavar las frutillas y remover las ramas. Trozar y dejar a un lado.

Pelar la lima y cortarla por la mitad. Dejar a un lado.

Lavar el pepino y trozarlo. Dejar a un lado.

Lavar la menta y romperla con las manos. Dejar a un lado.

Combinar las moras, arándanos, frutillas, pepino y menta en una licuadora, y pulsar. Transferir a un vaso y añadir el agua.

Agregar hielo o refrigerar 15 minutos antes de servir.

Información nutricional por porción: Kcal: 173, Proteínas: 6.6g, Carbohidratos: 57.8g, Grasas: 1.9g

3.　Batido de Cereza y Banana

Ingredientes:

2 tazas de cerezas, sin carozo

1 banana grande, en trozos

1 lima grande, sin piel

2 manzanas verdes grandes, en trozos

¼ cucharadita de canela

1 onza de agua

Preparación:

Lavar las cerezas bajo agua fría y colar. Cortarlas por la mitad y remover los carozos. Dejar a un lado.

Pelar la banana y trozarla. Dejar a un lado.

Pelar la lima y cortarla por la mitad. Dejar a un lado.

Lavar las manzanas y cortarlas por la mitad. Remover el centro y trozar.

Combinar las cerezas, banana, lima y manzanas en una licuadora, y pulsar.

Transferir a un vaso y añadir la canela y agua. Agregar hielo antes de servir.

Información nutricional por porción: Kcal: 297, Proteínas: 4.2g, Carbohidratos: 87.5g, Grasas: 1.2g

4.　　Jugo de Frambuesas y Zanahoria

Ingredientes:

1 taza de frambuesas

2 zanahorias grandes, sin piel y en trozos

1 naranja grande, en gajos

¼ cucharadita de jengibre, molido

1 cucharada de miel líquida

Preparación:

Usando un colador, lavar las frambuesas bajo agua fría y colar. Dejar a un lado.

Lavar las zanahorias y pelarlas. Trozar y dejar a un lado.

Pelar la naranja y dividirla en gajos. Dejar a un lado.

Combinar las frambuesas, zanahorias y naranja en una licuadora, y pulsar. Transferir a un vaso y añadir la miel y jengibre.

Refrigerar 15 minutos antes de servir.

Información nutricional por porción: Kcal: 204, Proteínas: 4.5g, Carbohidratos: 67.1g, Grasas: 1.3g

5. Jugo de Damasco y Naranja

Ingredientes:

2 damascos enteros, sin carozo

1 naranja grande, en gajos

1 taza de uvas verdes

1 rodaja de jengibre pequeña, sin piel

1 onza de agua

Preparación:

Lavar los damascos y cortarlos por la mitad. Remover el carozo y trozar. Dejar a un lado.

Pelar la naranja y dividirla en gajos. Dejar a un lado.

Lavar las uvas y dejarlas a un lado.

Pelar la rodaja de jengibre y cortar en piezas pequeñas. Dejar a un lado.

Combinar los damascos, naranja, uvas y jengibre en una licuadora. Pulsar y transferir a un vaso. Añadir hielo antes de servir.

Información nutricional por porción: Kcal: 157, Proteínas: 3.3g, Carbohidratos: 45.7g, Grasas: 0.8g

6.   Jugo de Coliflor y Albahaca

Ingredientes:

1 taza de coliflor, en trozos

1 taza de albahaca fresca, en trozos

1 taza de brócoli, en trozos

1 taza de verdes de remolacha, en trozos

1 limón grande, sin piel

1 manzana roja mediana, sin centro

Preparación:

Recortar las hojas externas de la coliflor. Lavar y trozar. Rellenar un vaso medidor y reservar el resto en la nevera.

Combinar la albahaca y los verdes de remolacha en un colador grande. Lavar bajo agua fría y colar. Romper con las manos y dejar a un lado.

Lavar el brócoli y trozarlo. Dejar a un lado.

Pelar el limón y cortarlo por la mitad. Dejar a un lado.

Lavar la manzana y cortarla por la mitad. Remover el centro y trozar. Dejar a un lado.

Combinar la coliflor, albahaca, brócoli, verdes de remolacha, limón y manzana en una licuadora. Procesar y transferir a un vaso.

Añadir algunos cubos de hielo y servir inmediatamente.

Información nutricional por porción: Kcal: 137, Proteínas: 7.3g, Carbohidratos: 42.1g, Grasas: 1.3g

7.   Jugo de Jengibre y Alcachofa

Ingredientes:

1 alcachofa mediana, en trozos

1 rodaja de jengibre pequeña, sin piel

3 tallos de apio medianos

2 kiwis grandes, sin piel

1 cucharada de miel líquida

Preparación:

Recortar las hojas externas de la alcachofa. Lavarla y trozar. Dejar a un lado.

Pelar la rodaja de jengibre y cortar en piezas pequeñas. Dejar a un lado.

Lavar los tallos de apio y trozarlos. Dejar a un lado.

Pelar los kiwis y cortarlos por la mitad. Dejar a un lado.

Combinar la alcachofa, jengibre, apio y kiwi en una licuadora. Pulsar y transferir a un vaso. Añadir la miel y refrigerar 15 minutos antes de servir.

Información nutricional por porción: Kcal: 174, Proteínas: 6.6g, Carbohidratos: 54.6g, Grasas: 1.2g

8.   Batido de Guayaba y Mango

Ingredientes:

1 guayaba grande, en trozos

1 taza de mango, en trozos

1 banana mediana, en trozos

1 naranja grande, en gajos

1 onza de leche de coco

Preparación:

Lavar y pelar la guayaba y mango. Trozar y dejar a un lado.

Pelar la banana y trozarla. Dejar a un lado.

Pelar la naranja y dividirla en gajos. Dejar a un lado.

Combinar la guayaba, mango, banana y naranja en una licuadora, y pulsar. Transferir a un vaso y añadir la leche de coco.

Agregar hielo y servir inmediatamente.

Información nutricional por porción: Kcal: 275, Proteínas: 5.7g, Carbohidratos: 81.1g, Grasas: 1.8g

9.   Batido de Palta y Mango

Ingredientes:

1 taza de palta, en cubos

1 mango mediano

1 naranja grande, en gajos

¼ cucharadita de jengibre, molido

3 cucharadas de leche de coco

Preparación:

Pelar la palta y cortarla por la mitad. Remover el carozo y cortar en cubos. Rellenar un vaso medidor y reservar el resto en la nevera.

Pelar el mango y trozarlo. Dejar a un lado.

Pelar la naranja y dividirla en gajos. Cortar cada gajo por la mitad y dejar a un lado.

Combinar la palta, mango y naranja en una licuadora, y pulsar. Transferir a un vaso y añadir el jengibre y leche de coco.

Agregar hielo y servir inmediatamente.

Información nutricional por porción: Kcal: 457, Proteínas: 8.1g, Carbohidratos: 84.7g, Grasas: 23.5g

10. Jugo de Manzana y Zanahoria

Ingredientes:

1 manzana mediana, sin centro

1 zanahoria mediana, en trozos

1 limón entero, sin piel

1 durazno grande, sin carozo

2 onzas de agua

¼ cucharadita de canela, molida

Preparación:

Lavar la manzana y cortarla por la mitad. Remover el centro y trozar. Dejar a un lado.

Lavar y pelar la zanahoria. Trozar y dejar a un lado.

Pelar el limón y cortarlo por la mitad. Dejar a un lado.

Lavar el durazno y cortarlo por la mitad. Remover el carozo y trozar. Dejar a un lado.

Combinar la manzana, zanahoria, limón y durazno en una licuadora. Pulsar, transferir a un vaso, y añadir el agua y canela.

Agregar hielo o refrigerar 10 minutos antes de servir.

Información nutricional por porción: Kcal: 165, Proteínas: 3.6g, Carbohidratos: 50.7g, Grasas: 1.1g

11.   Jugo de Remolacha y Limón

Ingredientes:

2 remolachas grandes, recortadas y en trozos

1 limón entero, sin piel

1 taza de brócoli, en trozos

1 pepino grande, en rodajas

Preparación:

Lavar las remolachas y recortar las partes verdes. Trozar y dejar a un lado.

Pelar el limón y cortarlo por la mitad. Dejar a un lado.

Lavar el brócoli y trozarlo. Rellenar un vaso medidor y reservar el resto.

Lavar el pepino y cortarlo en rodajas finas. Dejar a un lado.

Combinar las remolachas, limón, brócoli y pepino en una licuadora, y pulsar. Transferir a un vaso y añadir hielo antes de servir.

Información nutricional por porción: Kcal: 123, Proteínas: 7.8g, Carbohidratos: 38.1g, Grasas: 1.1g

12.   Jugo de Hinojo y Verdes de Ensalada

Ingredientes:

1 taza de hinojo, en trozos

1 taza de verdes de ensalada, en trozos

1 puerro entero, en trozos

1 taza de menta fresca, en trozos

1 manzana verde grande, sin centro

Un puñado de espinaca

1 cucharada de miel líquida

Preparación:

Lavar el bulbo de hinojo y recortar las capas externas. Trozar y rellenar un vaso medidor. Reservar el resto en la nevera.

En un colador grande, combinar los verdes de ensalada, menta y espinaca. Lavar bajo agua fría y colar. Romper con las manos y dejar a un lado.

Lavar el puerro y trozarlo. Dejar a un lado.

Lavar la manzana y cortarla por la mitad. Remover el centro y trozar. Dejar a un lado.

Combinar el hinojo, verdes de ensalada, menta, espinaca, puerro y manzana en una licuadora, y pulsar.

Transferir a un vaso y refrigerar 15 minutos antes de servir.

Información nutricional por porción: Kcal: 180, Proteínas: 6.2g, Carbohidratos: 53.7g, Grasas: 1.4g

13.   Jugo de Arándanos y Banana

Ingredientes:

1 taza de arándanos

1 banana mediana, en trozos

1 lima entera, sin piel

1 pera grande, en trozos

1 taza de moras

1 naranja grande, en gajos

Preparación:

En un colador grande, combinar los arándanos y moras. Lavar bajo agua fría y colar. Dejar a un lado.

Pelar la banana y trozarla. Dejar a un lado.

Pelar la lima y cortarla por la mitad. Dejar a un lado.

Lavar la pera y cortarla por la mitad. Remover el centro y trozar. Dejar a un lado.

Pelar la naranja y dividirla en gajos. Dejar a un lado.

Combinar los arándanos, moras, banana, lima, pera y naranja en una licuadora, y pulsar.

Transferir a un vaso y añadir hielo picado.

Información nutricional por porción: Kcal: 376, Proteínas: 7.2g, Carbohidratos: 122.6g, Grasas: 2.6g

14.   Jugo de Ananá y Naranja

Ingredientes:

1 taza de trozos de ananá

1 naranja mediana, sin piel

1 zanahoria pequeña, en trozos

1 lima entera, sin piel

1 cucharada de miel líquida

Preparación:

Cortar la parte superior del ananá y pelarlo. Trozar y rellenar un vaso medidor. Reservar el resto en la nevera.

Pelar la naranja y dividirla en gajos. Cortar cada gajo por la mitad y dejar a un lado.

Pelar la zanahoria y cortarla en rodajas finas. Dejar a un lado.

Pelar la lima y cortarla por la mitad. Dejar a un lado.

Combinar el ananá, naranja, zanahoria y lima en una licuadora, y pulsar. Transferir a un vaso y añadir la miel.

Refrigerar 15 minutos antes de servir.

Información nutricional por porción: Kcal: 207, Proteínas: 2.7g, Carbohidratos: 61.5g, Grasas: 0.7g

15.   Jugo de Durazno y Ciruela

Ingredientes:

2 duraznos medianos, sin carozo

2 ciruelas enteras, sin carozo

1 limón entero, sin piel

1 taza de sandía

¼ cucharadita de jengibre, molido

Preparación:

Lavar los duraznos y cortarlos por la mitad. Remover los carozos y trozar. Dejar a un lado.

Lavar los duraznos y cortarlos por la mitad. Remover los carozos y dejar a un lado.

Pelar los limones y cortarlos por la mitad. Dejar a un lado.

Cortar la sandía por la mitad. Para una taza, necesitará una rodaja grande. Pelar y trozar. Remover las semillas y reservar el resto.

Combinar los duraznos, ciruelas, limón y sandía en una licuadora, y pulsar. Transferir a un vaso y añadir el jengibre.

Refrigerar 10 minutos antes de servir.

Información nutricional por porción: Kcal: 205, Proteínas: 5.2g, Carbohidratos: 60.6g, Grasas: 1.5g

16.   Jugo de Pimiento Rojo y Tomate

Ingredientes:

2 pimientos rojos grandes, en trozos

3 tomates cherry, por la mitad

1 taza de perejil fresco, en trozos

1 zanahoria mediana, en rodajas

1 cucharadita de romero fresco, picado

Preparación:

Lavar los pimientos y cortarlos por la mitad. Remover las semillas y trozar. Dejar a un lado.

Lavar los tomates y cortar por la mitad. Dejar a un lado.

Lavar el perejil bajo agua fría y trozar.

Lavar y pelar la zanahoria. Cortar en rodajas finas y dejar a un lado.

Combinar los pimientos, tomates, perejil, zanahoria y romero en una licuadora, y pulsar.

Transferir a un vaso y refrigerar 10 minutos antes de servir.

Información nutricional por porción: Kcal: 112, Proteínas: 6.1g, Carbohidratos: 31.4g, Grasas: 1.7g

17. Jugo de Calabaza y Kiwi

Ingredientes:

1 taza de zapallo calabaza

1 kiwi entero, sin piel

1 naranja mediana, sin piel

1 taza de col rizada fresca, en trozos

1 cucharada de miel líquida

1 onza de agua

Preparación:

Pelar el zapallo calabaza y remover las semillas con una cuchara. Trozar en cubos pequeños y rellenar un vaso medidor. Reservar el resto envuelto en film, en la nevera.

Pelar el kiwi y cortarlo por la mitad. Dejar a un lado.

Pelar la naranja y dividirla en gajos. Dejar a un lado.

Lavar la col rizada bajo agua fría y colar. Romper con las manos y dejar a un lado.

Combinar el zapallo calabaza, kiwi, naranja y col rizada en una licuadora. Pulsar y transferir a un vaso.

Añadir la miel y agua. Agregar hielo antes de servir.

Información nutricional por porción: Kcal: 126, Proteínas: 6.2g, Carbohidratos: 36.3g, Grasas: 1.5g

18.   Jugo de Espárragos y Palta

Ingredientes:

1 taza de espárragos frescos, recortados

1 taza de palta, en cubos

1 lima entera, sin piel

1 taza de Acelga, en trozos

1 manzana dorada deliciosa pequeña, sin centro

1 nudo de jengibre pequeño, sin piel

Preparación:

Lavar los espárragos y recortar las puntas. Trozar y dejar a un lado.

Pelar la palta y cortarla por la mitad. Remover el carozo y trozar. Dejar a un lado.

Pelar la lima y cortarla por la mitad. Dejar a un lado.

Lavar la acelga bajo agua fría y colar. Romper con las manos y dejar a un lado.

Pelar el nudo de jengibre y trozarlo. Dejar a un lado.

Procesar los espárragos, palta, lima, acelga y jengibre en una licuadora. Transferir a un vaso y refrigerar 15 minutos antes de servir.

Información nutricional por porción: Kcal: 298, Proteínas: 7.3g, Carbohidratos: 41.6g, Grasas: 22.5g

19.   Jugo de Alcachofa y Tomate

Ingredientes:

1 alcachofa mediana, en trozos

1 tomate mediano, en trozos

1 pimiento mediano, en trozos

1 diente de ajo, sin piel

1 taza de pepino, en rodajas

1 cucharadita de vinagre balsámico

¼ cucharadita de sal

Preparación:

Recortar las hojas exteriores de la alcachofa. Lavar y trozar. Dejar a un lado.

Lavar el tomate y ponerlo en un tazón pequeño. Trozar y reservar el jugo. Dejar a un lado.

Lavar el pimiento y cortarlo por la mitad. Remover las semillas y trozar. Dejar a un lado.

Lavar el pepino y cortar en rodajas finas. Rellenar un vaso medidor y refrigerar el resto.

Combinar la alcachofa, tomate, pimiento, ajo y pepino en una licuadora, y pulsar.

Transferir a un vaso y añadir el vinagre y sal. Puede rociar con romero para más sabor.

Refrigerar 10 minutos antes de servir.

Información nutricional por porción: Kcal: 86, Proteínas: 7g, Carbohidratos: 28.3g, Grasas: 0.9g

20.   Jugo de Brotes de Bruselas

Ingredientes:

2 tazas de Brotes de Bruselas, por la mitad

1 manzana Granny Smith mediana, sin centro

1 taza de menta fresca, en trozos

1 taza de col rizada fresca, en trozos

1 lima entera, sin piel

1 onza de agua

Preparación:

Lavar los brotes de Bruselas y recortar las hojas externas. Cortar por la mitad y rellenar un vaso medidor. Reservar el resto.

Lavar la manzana y cortarla por la mitad. Remover el centro y trozar. Dejar a un lado.

Combinar la menta y col rizada en un colador grande, y lavar bajo agua fría. Colar y romper con las manos. Dejar a un lado.

Pelar la lima y cortarla por la mitad. Dejar a un lado.

Combinar los brotes de Bruselas, manzana, menta, col rizada y lima en una licuadora, y pulsar. Transferir a un vaso y añadir el agua.

Refrigerar 10 minutos antes de servir.

Información nutricional por porción: Kcal: 171, Proteínas: 10.6g, Carbohidratos: 51.7g, Grasas: 1.7g

21.   Jugo de Chirivías y Zanahoria

Ingredientes:

2 tazas de chirivías, en rodajas

1 zanahoria mediana, en rodajas

1 taza de pepino, en rodajas

1 taza de berro, en trozos

1 limón entero, sin piel

1 nudo de jengibre pequeño, sin piel

Preparación:

Lavar y pelar las chirivías y zanahoria. Cortar en rodajas finas y dejar a un lado.

Pelar el pepino y trozarlo. Rellenar un vaso medidor y reservar el resto.

Lavar el berro bajo agua fría y colar. Romper con las manos y dejar a un lado.

Pelar el limón y cortarlo por la mitad. Dejar a un lado.

Pelar el nudo de jengibre y trozarlo. Dejar a un lado.

Combinar las chirivías, zanahoria, pepino, berro, limón y jengibre en una licuadora, y pulsar.

Transferir a un vaso y añadir algunos cubos de hielo antes de servir.

Información nutricional por porción: Kcal: 192, Proteínas: 5.6g, Carbohidratos: 62.5g, Grasas: 1.3g

22.   Jugo de Coliflor y Brócoli

Ingredientes:

1 taza de coliflor, en trozos

1 taza de brócoli, en trozos

1 manzana verde pequeña, sin centro

1 taza de col rizada fresca, en trozos

¼ cucharadita de jengibre, molido

Preparación:

Lavar la coliflor y recortar las hojas externas. Trozar y dejar a un lado.

Lavar el brócoli y trozar. Dejar a un lado.

Lavar la manzana y cortarla por la mitad. Remover el centro y trozar. Dejar a un lado.

Lavar la col rizada bajo agua fría y colar. Romper con las manos y dejar a un lado.

Combinar la coliflor, brócoli, manzana y col rizada en una licuadora, y pulsar. Transferir a un vaso y añadir el jengibre molido.

Refrigerar 20 minutos antes de servir.

Información nutricional por porción: Kcal: 131, Proteínas: 8.1g, Carbohidratos: 36.8g, Grasas: 1.5g

23. Jugo de Arándanos y Limón

Ingredientes:

1 taza de moras

1 limón entero, sin piel

1 taza de pepino, en rodajas

1 taza de remolachas, en rodajas

1 onza de agua de coco

Preparación:

Usando un colador pequeño, lavar las moras bajo agua fría. Colar y dejar a un lado.

Pelar el limón y cortarlo por la mitad. Dejar a un lado.

Lavar el pepino y cortarlo en rodajas finas. Rellenar un vaso medidor y reservar el resto en la nevera.

Lavar las remolachas y recortar las partes verdes. Trozar y rellenar un vaso medidor. Reservar el resto.

Combinar las moras, limón, pepino y remolachas en una licuadora, y pulsar. Transferir a un vaso y añadir el agua de coco. Agregar hielo y servir inmediatamente.

Información nutricional por porción: Kcal: 103, Proteínas: 5.2g, Carbohidratos: 34.2g, Grasas: 1.2g

24.   Jugo de Hinojo y Espárragos

Ingredientes:

1 taza de hinojo, en trozos

1 taza de espárragos, recortados y en trozos

1 taza de palta, en rodajas

2 zanahorias medianas

1 cucharada de miel líquida

Preparación:

Lavar el bulbo de hinojo y recortar las capas externas. Trozar y rellenar un vaso medidor. Reservar el resto.

Lavar los espárragos y recortar las puntas. Trozar y rellenar un vaso medidor. Refrigerar el resto.

Pelar la palta y cortarla por la mitad. Remover el carozo y cortar en rodajas finas. Rellenar un vaso medidor y reservar el resto.

Lavar y pelar las zanahorias. Cortar en trozos pequeños y dejar a un lado.

Combinar el hinojo, espárragos, palta y zanahorias en una licuadora, y pulsar. Transferir a un vaso y añadir la miel.

Refrigerar 15 minutos antes de servir.

Información nutricional por porción: Kcal: 263, Proteínas: 8.1g, Carbohidratos: 35.7g, Grasas: 22.1g

25.   Cantalupo Mango Juice

Ingredientes:

1 taza de cantalupo, en cubos

1 taza de mango, en trozos

1 durazno mediano, sin carozo

1 lima entera, sin piel

1 taza de menta fresca, picada

Preparación:

Cortar el cantalupo por la mitad. Remover las semillas, cortar 2 gajos y pelarlos. Trozar y dejar a un lado. Reservar el resto en la nevera.

Lavar y pelar el mango. Trozar y dejar a un lado.

Lavar el durazno y cortarlo por la mitad. Remover el carozo y trozar. Dejar a un lado.

Pelar la lima y cortarla por la mitad. Dejar a un lado.

Combinar el cantalupo, mango, durazno, lima y menta en una licuadora. Pulsar, transferir a un vaso y añadir hielo picado.

Servir inmediatamente.

Información nutricional por porción: Kcal: 205, Proteínas: 5.2g, Carbohidratos: 59.2g, Grasas: 1.6g

26.   Jugo de Pimiento y Tomate

Ingredientes:

1 pimiento rojo grande, en trozos

4 tomates cherry, por la mitad

1 tallo de apio pequeño, en trozos

1 rábano mediano, en trozos

1 manzana roja pequeña, sin centro

¼ cucharadita de pimienta cayena

Preparación:

Lavar el pimiento y cortarlo por la mitad. Remover las semillas y trozar. Dejar a un lado.

Lavar los tomates cherry y ponerlos en un tazón pequeño. Cortar por la mitad y reservar el jugo.

Lavar el tallo de apio y trozar. Dejar a un lado.

Lavar el rábano y recortar las partes verdes. Pelar y trozar. Dejar a un lado.

Lavar la manzana y cortarla por la mitad. Remover el centro y trozar.

Combinar el pimiento, tomates, apio, rábano y manzana en una licuadora, y pulsar. Transferir a un vaso y añadir la pimienta cayena.

Refrigerar 10 minutos antes de servir.

Información nutricional por porción: Kcal: 129, Proteínas: 2.9g, Carbohidratos: 35.9g, Grasas: 2.9g

27.   Jugo de Palta y Cereza

Ingredientes:

1 taza de palta, en cubos

1 taza de cerezas frescas, sin carozo

1 lima entera, sin piel

1 naranja mediana, en gajos

1 cucharada de miel, cruda

Preparación:

Pelar la palta y cortarla por la mitad. Remover el carozo y cortar en cubos pequeños. Rellenar un vaso medidor y reservar el resto.

Lavar las cerezas y cortarlas por la mitad. Remover el carozo y dejar a un lado.

Pelar la lima y cortarla por la mitad. Dejar a un lado.

Pelar la naranja y dividirla en gajos. Cortar cada gajo por la mitad y dejar a un lado.

Combinar la palta, cerezas, lima y naranja en una licuadora, y pulsar. Transferir a un vaso y añadir la miel.

Agregar cubos de hielo y servir.

Información nutricional por porción: Kcal: 408, Proteínas: 6g, Carbohidratos: 74.5g, Grasas: 22.5g

28.   Jugo de Frambuesa y Damasco

Ingredientes:

1 taza de frambuesas

1 taza de damascos, en rodajas

1 zanahoria mediana, en rodajas

2 ciruelas enteras, sin carozo

1 cucharada de miel, cruda

Preparación:

Usando un colador, lavar las frambuesas bajo agua fría. Colar y dejar a un lado.

Lavar los damascos y cortarlos por la mitad. Remover los carozos y cortar en rodajas finas. Rellenar un vaso medidor y reservar el resto.

Lavar y pelar la zanahoria. Cortar en rodajas finas y dejar a un lado.

Lavar las ciruelas y cortarlas por la mitad. Remover los carozos y dejar a un lado.

Combinar las frambuesas, damascos, zanahoria y ciruelas en una licuadora, y pulsar.

Transferir a un vaso y añadir la miel. Agregar hielo picado antes de servir.

Información nutricional por porción: Kcal: 232, Proteínas: 5.3g, Carbohidratos: 70.9g, Grasas: 1.9g

29. Jugo de Remolacha y Kiwi

Ingredientes:

1 taza de remolachas, en rodajas

1 kiwi entero, en rodajas

1 manzana pequeña, sin centro

1 pera pequeña, sin centro

¼ cucharadita de canela, molida

Preparación:

Lavar las remolachas y recortar las puntas verdes. Pelar y cortar en rodajas finas. Rellenar un vaso medidor y reservar el resto.

Pelar el kiwi y cortarlo por la mitad. Dejar a un lado.

Lavar la manzana y pera. Remover el centro y trozar. Dejar a un lado.

Combinar las remolachas, kiwi, manzana y pera en una licuadora, y pulsar. Transferir a un vaso y añadir la canela. Refrigerar 15 minutos antes de servir.

Información nutricional por porción: Kcal: 211, Proteínas: 4.2g, Carbohidratos: 65.3g, Grasas: 1.1g

30.   Jugo de Frutilla y Palta

Ingredientes:

1 taza de frutillas, en trozos

1 taza de palta, en cubos

1 semillas de granada

1 taza de pepino, en rodajas

1 naranja mediana, en gajos

Preparación:

Lavar las frutillas y trozarlas. Dejar a un lado.

Lavar la palta y cortarla por la mitad. Remover el carozo y cortar en cubos. Rellenar un vaso medidor y reservar el resto.

Cortar la parte superior de la granada y bajar hacia las membranas blancas. Remover las semillas y rellenar un vaso medidor. Dejar a un lado.

Lavar el pepino y cortarlo en rodajas finas. Rellenar un vaso medidor y reservar el resto.

Pelar la naranja y dividirla en gajos. Cortar cada gajo por la mitad y dejar a un lado.

Combinar las frutillas, palta, granada, pepino y naranja en una licuadora. Pulsar.

Transferir a un vaso y añadir hielo picado antes de servir.

Información nutricional por porción: Kcal: 335, Proteínas: 6.6g, Carbohidratos: 53.2g, Grasas: 23.5g

31. Jugo de Cereza y Mango

Ingredientes:

1 taza de cerezas frescas

1 taza de mango, en trozos

1 taza de menta fresca, en trozos

1 manzana pequeña, sin centro

¼ cucharadita de jengibre, molido

Preparación:

Lavar las cerezas y cortarlas por la mitad. Remover los carozos y rellenar un vaso medidor. Reservar el resto.

Pelar el mango y trozarlo. Rellenar un vaso medidor y refrigerar el resto.

Lavar la menta bajo agua fría. Colar y romper con las manos. Dejar a un lado.

Lavar la manzana y cortarla por la mitad. Remover el centro y trozar. Dejar a un lado.

Combinar las cerezas, mango, menta y manzana en una licuadora, y pulsar. Transferir a un vaso y añadir el jengibre.

Agregar hielo o refrigerar 15 minutos antes de servir.

Información nutricional por porción: Kcal: 262, Proteínas: 4.3g, Carbohidratos: 75.3g, Grasas: 6.6g

32.   Jugo de Sandía y Uva

Ingredientes:

1 taza de sandía, en cubos

1 taza de uvas verdes

1 kiwi entero, sin piel

1 pera mediana, en trozos

Preparación:

Cortar la sandía por la mitad. Cortar un gajo grande y pelarlo. Trozar y rellenar un vaso medidor. Remover las semillas y dejar a un lado. Reservar el resto.

Lavar las uvas y dejarlas a un lado.

Pelar el kiwi y cortarlo por la mitad. Dejar a un lado.

Lavar la pera y remover el centro. Trozar y dejar a un lado.

Combinar la sandía, uvas, kiwi y pera en una licuadora, y pulsar.

Transferir a un vaso y añadir hielo picado antes de servir.

Información nutricional por porción: Kcal: 216, Proteínas: 3g, Carbohidratos: 64.5g, Grasas: 1.2g

33. Jugo de Espinaca y Col Rizada

Ingredientes:

1 taza de espinaca fresca, en trozos

1 taza de col rizada fresca, en trozos

1 taza de repollo, rallado

1 taza de perejil fresco, en trozos

1 taza de pepino, en rodajas

1 taza de palta, en trozos

¼ cucharadita de cúrcuma, molida

Preparación:

Combinar la espinaca, col rizada y perejil en un colador grande. Lavar bajo agua fría y colar. Romper con las manos y dejar a un lado.

Lavar el repollo bajo agua fría y rallarlo. Rellenar un vaso medidor y reservar el resto.

Lavar el pepino y cortarlo en rodajas finas. Dejar a un lado.

Pelar la palta y cortarla por la mitad. Remover el carozo y trozar. Rellenar un vaso medidor y reservar el resto.

Combinar la espinaca, col rizada, perejil, repollo, pepino y palta en una licuadora, y pulsar. Transferir a un vaso y añadir la cúrcuma.

Refrigerar 10 minutos antes de servir.

Información nutricional por porción: Kcal: 272, Proteínas: 10.9g, Carbohidratos: 33.1g, Grasas: 23.5g

34.   Jugo de Verdes de Ensalada y Tomate

Ingredientes:

1 taza de verdes de ensalada, en trozos

1 taza de Lechuga romana, en trozos

1 tomate Roma grande, en trozos

1 pimiento rojo mediano, en trozos

¼ cucharadita de jengibre, molido

Preparación:

Lavar los verdes de ensalada y lechuga bajo agua fría. Trozar y rellenar un vaso medidor. Reservar el resto.

Lavar el tomate y ponerlo en un tazón pequeño. Trozar y reservar el jugo de tomate mientras se corta.

Lavar el pimiento y cortarlo por la mitad. Remover las semillas y trozar. Dejar a un lado.

Combinar los verdes de ensalada, lechuga, tomate y pimiento rojo en una licuadora, y pulsar.

Transferir a un vaso y añadir el jengibre. Agregar hielo o refrigerar 10 minutos antes de servir.

Información nutricional por porción: Kcal: 61, Proteínas: 5.5g, Carbohidratos: 17.7g, Grasas: 1.1g

35.   Jugo de Pera y Banana

Ingredientes:

1 pera grande, en trozos

1 banana grande, en rodajas

1 taza de ananá, en trozos

1 limón entero, sin piel

5 cerezas, sin carozo

1 cucharada de miel

Preparación:

Lavar la pera y cortarla por la mitad. Remover el centro y trozar. Dejar a un lado.

Pelar la banana y trozarla. Dejar a un lado.

Cortar la parte superior del ananá y pelarlo. Trozar y rellenar un vaso medidor. Reservar el resto en la nevera.

Pelar el limón y cortarlo por la mitad. Dejar a un lado.

Lavar las cerezas y cortarlas por la mitad. Remover el carozo y dejar a un lado.

Combinar la pera, banana, ananá, limón y cerezas en una licuadora, y pulsar. Transferir a un vaso y añadir la miel.

Refrigerar 10 minutos antes de servir.

Información nutricional por porción: Kcal: 374, Proteínas: 4.3g, Carbohidratos: 109g, Grasas: 1.2g

36.   Batido de Calabacín y Palta

Ingredientes:

1 calabacín pequeño, en trozos

1 taza de palta, en trozos

1 taza de mango, en trozos

1 lima entera, sin piel

1 onza leche de coco

1 cucharadita de menta fresca, picada

Preparación:

Pelar el calabacín y cortarlo por la mitad. Remover las semillas y lavarlas. Trozar y dejar a un lado.

Pelar la palta y cortarla por la mitad. Remover el carozo y trozar. Dejar a un lado.

Lavar y pelar el mango. Trozar y dejar a un lado.

Pelar la lima y cortarla por la mitad. Dejar a un lado.

Combinar el calabacín, palta, mango, lima y menta en una licuadora y pulsar. Transferir a un vaso y añadir la leche de coco. Agregar hielo picado y servir inmediatamente.

Información nutricional por porción: Kcal: 309, Proteínas: 5.8g, Carbohidratos: 44.5g, Grasas: 22.4g

37.   Jugo de Calabaza y Damasco

Ingredientes:

1 taza de calabaza, en trozos

1 taza de damascos, en rodajas

2 frutillas medianas, en trozos

1 manzana dorada deliciosa pequeña, sin centro

1 cucharada de miel líquida

Preparación:

Pelar la calabaza y cortarla por la mitad. Remover las semillas. Cortar un gajo grande y pelarlo. Trozar y rellenar un vaso medidor. Reservar el resto.

Lavar los damascos y cortarlos por la mitad. Remover los carozos y cortar en rodajas finas. Dejar a un lado.

Lavar las frutillas y trozarlas. Dejar a un lado.

Lavar la manzana y remover el centro. Trozar y dejar a un lado.

Combinar la calabaza, damascos, frutillas y manzana en una licuadora, y pulsar. Transferir a un vaso y añadir la miel.

Agregar hielo y servir.

Información nutricional por porción: Kcal: 222, Proteínas: 4g, Carbohidratos: 62.3g, Grasas: 1.1g

38. Jugo de Hinojo y Alcachofa

Ingredientes:

1 taza de hinojo, en trozos

1 alcachofa mediana, en trozos

1 taza de pepino, en rodajas

1 zanahoria mediana, en rodajas

¼ cucharadita de cúrcuma, molida

Preparación:

Lavar el bulbo de hinojo y recortar las capas externas. Trozar y rellenar un vaso medidor. Reservar el resto.

Recortar las hojas externas de la alcachofa. Lavarla y trozar. Dejar a un lado.

Lavar y pelar el pepino. Cortar en rodajas finas y rellenar un vaso medidor. Refrigerar el resto.

Lavar y pelar la zanahoria. Cortar en rodajas finas y dejar a un lado.

Combinar el hinojo, alcachofa, pepino y zanahoria en una licuadora, y pulsar.

Transferir a un vaso y añadir la cúrcuma. Agregar hielo y servir inmediatamente.

Información nutricional por porción: Kcal: 73, Proteínas: 6.1g, Carbohidratos: 27.5g, Grasas: 0.6g

39.   Jugo de Calabacín y Tomate

Ingredientes:

1 calabacín pequeño, en rodajas

4 tomates cherry, por la mitad

1 zanahoria mediana, en rodajas

1 manzana pequeña, sin centro

1 lima entera, sin piel

Preparación:

Pelar el calabacín y cortar en rodajas finas. Dejar a un lado.

Lavar los tomates cherry y cortarlos por la mitad. Dejar a un lado.

Lavar y pelar la zanahoria. Cortar en rodajas finas y dejar a un lado.

Lavar la manzana y cortarla por la mitad. Remover el centro y trozar. Dejar a un lado.

Pelar la lima y cortarla por la mitad. Dejar a un lado.

Combinar el calabacín, tomates, zanahoria, manzana y lima en una licuadora, y pulsar. Transferir a un vaso y refrigerar antes de servir.

Información nutricional por porción: Kcal: 119, Proteínas: 3.4g, Carbohidratos: 35.4g, Grasas: 0.9g

40.   Jugo de Cantalupo y Alcachofa

Ingredientes:

1 taza de cantalupo, en trozos

1 alcachofa mediana, en trozos

1 tallo de apio mediano, en trozos

1 limón entero, sin piel

1 cucharada de miel

Preparación:

Cortar el cantalupo por la mitad. Remover las semillas, cortar dos gajos y pelarlos. Trozar y rellenar un vaso medidor. Reservar el resto en la nevera.

Recortar las hojas externas de la alcachofa. Lavarla y trozar. Dejar a un lado.

Lavar el tallo de apio y trozar. Dejar a un lado.

Pelar el limón y cortarlo por la mitad. Dejar a un lado.

Combinar el cantalupo, alcachofa, apio y limón en una licuadora. Pulsar y transferir a un vaso. Añadir la miel.

Agregar hielo picado o refrigerar 15 minutos antes de servir.

Información nutricional por porción: Kcal: 144, Proteínas: 6.5g, Carbohidratos: 32.8g, Grasas: 0.8g

41.   Jugo de Pera y Arándanos Agrios

Ingredientes:

2 peras grandes, en trozos

1 taza de arándanos agrios

1 taza de berro, en trozos

½ taza de espinaca fresca, en trozos

1 nudo de jengibre pequeño, sin piel

Preparación:

Lavar las peras y cortarlas por la mitad. Remover el centro y trozar. Dejar a un lado.

Poner los arándanos agrios en un colador y lavar. Colar y dejar a un lado.

Lavar el berro y espinaca bajo agua fría. Colar y romper con las manos. Dejar a un lado.

Pelar el jengibre y dejar a un lado.

Combinar las peras, arándanos agrios, berro, espinaca y jengibre en una licuadora, y pulsar. Transferir a un vaso y añadir agua.

Refrigerar 15 minutos antes de servir.

Información nutricional por porción: Kcal: 249, Proteínas: 3.8g, Carbohidratos: 86.1g, Grasas: 0.9g

42.   Jugo de Kiwi y Guayaba

Ingredientes:

1 kiwi entero, sin piel

1 guayaba entera, sin piel

1 taza de mango, en trozos

3 ciruelas enteras, sin carozo

1 onza de agua

1 cucharada de miel líquida

Preparación:

Pelar el kiwi y cortarlo por la mitad. Dejar a un lado.

Pelar la guayaba y trozar. Dejar a un lado.

Pelar el mango y trozar. Dejar a un lado.

Lavar las ciruelas y cortarlas por la mitad. Remover los carozos y trozar. Dejar a un lado.

Combinar el kiwi, guayaba, mango y ciruelas en una licuadora. Pulsar, transferir a un vaso, y añadir el agua y miel.

Servir frío.

Información nutricional por porción: Kcal: 286, Proteínas: 4.9g, Carbohidratos: 65.3g, Grasas: 2.1g

43.   Jugo de Pimiento y Puerro

Ingredientes:

1 pimiento rojo grande, en trozos

1 puerro grande, en trozos

1 calabacín pequeño, en trozos

1 remolacha mediana, recortada y en trozos

¼ cucharadita de sal

Preparación:

Lavar el pimiento y cortarlo por la mitad. Remover las semillas y trozar. Dejar a un lado.

Lavar el puerro y trozarlo. Dejar a un lado.

Pelar el calabacín y trozar. Dejar a un lado.

Lavar la remolacha y recortar las partes verdes. Pelar y trozar. Dejar a un lado.

Combinar los pimientos, puerro, calabacín y remolacha en una licuadora. Pulsar, transferir a un vaso y añadir la sal.

Refrigerar 15 minutos antes de servir.

Información nutricional por porción: Kcal: 126, Proteínas: 5.7g, Carbohidratos: 34g, Grasas: 1.3g

44. Jugo de Batata

Ingredientes:

1 taza de batatas, en trozos

1 taza de espárragos, recortados

½ taza de frijoles verdes, en trozos

1 limón entero, sin piel

¼ cucharadita de cúrcuma, molida

2 onzas de agua

Preparación:

Pelar la batata y trozarla. Rellenar un vaso medidor y reservar el resto en la nevera.

Lavar los espárragos y recortar las puntas. Trozar y dejar a un lado.

Lavar los frijoles verdes y trozar. Dejar a un lado.

Pelar el limón y cortarlo por la mitad. Dejar a un lado.

Combinar la batata, espárragos, frijoles verdes y limón en una licuadora. Pulsar, transferir a un vaso y añadir el agua.

Agregar hielo picado y servir inmediatamente.

Información nutricional por porción: Kcal: 135, Proteínas: 6.1g, Carbohidratos: 39.3g, Grasas: 0.5g

45.   Jugo de Damasco y Coliflor

Ingredientes:

2 damascos enteros, sin carozo

1 florete de coliflor, en trozos

1 zanahoria grande, en rodajas

1 taza de mango, en trozos

1 taza de Acelga

¼ cucharadita de jengibre, molido

Preparación:

Lavar los damascos y cortarlos por la mitad. Remover los carozos y trozar. Dejar a un lado.

Lavar la coliflor y trozarla. Dejar a un lado.

Lavar y pelar la zanahoria. Cortar en rodajas finas y dejar a un lado.

Lavar el mango y trozarlo. Rellenar un vaso medidor y reservar el resto.

Lavar la acelga bajo agua fría. Colar y trozar. Dejar a un lado.

Combinar los damascos, coliflor, zanahoria, mango y acelga en una licuadora, y pulsar.

Transferir a un vaso y añadir el agua y jengibre. Agregar hielo y servir inmediatamente.

Información nutricional por porción: Kcal: 149, Proteínas: 4.4g, Carbohidratos: 42.5g, Grasas: 1.3g

46.　Jugo de Pomelo y Melón

Ingredientes:

1 pomelo entero, en gajos

1 gajo de melón dulce, sin piel

1 banana grande, en rodajas

1 lima entera, sin piel

1 naranja pequeña, en gajos

1 cucharada de miel líquida

Preparación:

Pelar el pomelo y dividirlo en gajos. Cortar cada gajo por la mitad y dejar a un lado.

Cortar un gajo grande del melón y pelarlo. Remover las semillas y trozar. Dejar a un lado.

Pelar la banana y cortarla en rodajas finas. Dejar a un lado.

Pelar la lima y cortarla por la mitad. Dejar a un lado.

Pelar la naranja y dividirla en gajos. Cortar cada gajo por la mitad y dejar a un lado.

Combinar el pomelo, melón, banana, lima y naranja en una licuadora, y pulsar.

Transferir a un vaso y añadir hielo antes de servir.

Información nutricional por porción: Kcal: 281, Proteínas: 5.2g, Carbohidratos: 83.6g, Grasas: 1.2g

47. Jugo de Hinojo y Palta

Ingredientes:

1 taza de hinojo, en trozos

1 taza de palta, en trozos

1 manzana Granny Smith pequeña, en trozos

1 taza de pepino, en rodajas

¼ cucharadita de jengibre, molido

Preparación:

Lavar el bulbo de hinojo y recortar las capas externas. Trozar y rellenar un vaso medidor. Reservar el resto en la nevera.

Pelar la palta y cortarla por la mitad. Remover el carozo y trozar. Rellenar un vaso medidor y reservar el resto.

Lavar la manzana y remover el centro. Trozar y dejar a un lado.

Lavar el pepino y cortarlo en rodajas finas. Rellenar un vaso medidor y reservar el resto en la nevera. Dejar a un lado.

Combinar el hinojo, palta, manzana y pepino en una licuadora, y pulsar. Transferir a un vaso y añadir el jengibre.

Agregar hielo antes de servir.

Información nutricional por porción: Kcal: 286, Proteínas: 5g, Carbohidratos: 40.3g, Grasas: 21.9g

48.   Jugo de Moras y Banana

Ingredientes:

1 taza de moras

1 banana grande, en rodajas

1 remolacha entera, recortada

1 manzana verde pequeña, en trozos

¼ cucharadita de canela, molida

Preparación:

Poner las moras en un colador y lavar bajo agua fría. Colar y dejar a un lado.

Pelar la banana y cortarla en rodajas finas. Dejar a un lado.

Lavar la remolacha y recortar las puntas verdes. Pelar y trozar. Dejar a un lado.

Lavar la manzana y cortarla por la mitad. Remover el centro y trozar. Dejar a un lado.

Combinar las moras, banana, remolacha y manzana en una licuadora, y pulsar. Transferir a un vaso y añadir la canela.

Refrigerar 15 minutos antes de servir.

Información nutricional por porción: Kcal: 233, Proteínas: 5.4g, Carbohidratos: 72.3g, Grasas: 1.6g

49.   Jugo de Naranja y Granada

Ingredientes:

1 naranja mediana, sin piel

1 taza de semillas de granada

1 pera pequeña, en trozos

1 calabacín pequeño, en trozos

1 taza de menta fresca, en trozos

1 cucharada de miel líquida

Preparación:

Pelar la naranja y dividirla en gajos. Cortar cada gajo por la mitad y dejar a un lado.

Cortar la parte superior de la granada y bajar hacia las membranas blancas. Remover las semillas y rellenar un vaso medidor. Dejar a un lado.

Lavar la pera y cortarla por la mitad. Remover el centro y trozar. Dejar a un lado.

Pelar el calabacín y trozarlo. Dejar a un lado.

Lavar la menta bajo agua fría. Colar y romper con las manos. Dejar a un lado.

Combinar la naranja, semillas de granada, pera, calabacín y menta en una licuadora, y pulsar. Transferir a un vaso y añadir la miel.

Agregar hielo picado y servir inmediatamente.

Información nutricional por porción: Kcal: 259, Proteínas: 5.6g, Carbohidratos: 61.6g, Grasas: 2.1g

50.   Jugo Verde de Batata

Ingredientes:

1 taza de batatas, en trozos

1 taza de verdes de nabo, en trozos

1 taza de col rizada fresca, en trozos

1 taza de perejil fresco, en trozos

1 taza de palta, en trozos

1 manzana verde pequeña, en trozos

¼ cucharadita de jengibre, molido

1 cucharada de miel líquida

1 onza de agua

Preparación:

Pelar la batata y lavarla. Trozar y rellenar un vaso medidor. Reservar el resto en la nevera.

Combinar los verdes de nabo, col rizada y perejil en un colador. Lavar bajo agua fría. Colar y romper con las manos.

Dejar a un lado.

Pelar la palta y cortarla por la mitad. Remover el carozo y trozar. Rellenar un vaso medidor y reservar el resto. Dejar a un lado.

Lavar la manzana y cortarla por la mitad. Remover el centro y trozar. Dejar a un lado.

Combinar la batata, verdes de nabo, col rizada, perejil, palta y manzana en una licuadora, y pulsar. Transferir a un vaso y añadir el jengibre, miel y agua.

Refrigerar 15 minutos antes de servir.

Información nutricional por porción: Kcal: 474, Proteínas: 11.1g, Carbohidratos: 72.7g, Grasas: 23.6g

51.   Jugo de Frijoles y Brócoli

Ingredientes:

1 taza de frijoles verdes, en trozos

1 taza de brócoli fresco, en trozos

1 taza de pepino, en rodajas

1 taza de verdes de mostaza, en trozos

1 taza de yam, en trozos

1 nudo de jengibre pequeño, sin piel

2 onzas de agua

Preparación:

Lavar los frijoles verdes y trozarlos. Dejar a un lado.

Lavar el brócoli y trozarlo. Dejar a un lado.

Lavar el pepino y cortarlo en rodajas finas. Rellenar un vaso medidor y reservar el resto.

Lavar los verdes de mostaza bajo agua fría. Romper con las manos y dejar a un lado.

Pelar el yam y trozarlo. Rellenar un vaso medidor y reservar el resto.

Pelar el nudo de jengibre y dejar a un lado.

Combinar los frijoles verdes, brócoli, pepino, verdes de mostaza, yam y jengibre en una licuadora, y pulsar.

Transferir a un vaso y añadir el agua. Agregar hielo y servir inmediatamente.

Información nutricional por porción: Kcal: 213, Proteínas: 7.9g, Carbohidratos: 57.2g, Grasas: 1.1g

52.   Jugo de Arándanos y Cereza

Ingredientes:

1 taza de arándanos

1 taza de cerezas, sin carozo

1 taza de uvas negras

1 naranja sangre pequeña, en gajos

¼ cucharadita de canela, molida

Preparación:

Combinar los arándanos y uvas en un colador y lavar bajo agua fría. Colar y dejar a un lado.

Lavar las cerezas y cortarlas por la mitad. Remover el carozo y dejar a un lado.

Pelar la naranja y dividirla en gajos. Cortar cada gajo por la mitad y dejar a un lado.

Combinar los arándanos, cerezas, uvas y naranja en una licuadora, y pulsar.

Transferir a un vaso y añadir la canela. Agregar hielo y servir inmediatamente.

Información nutricional por porción: Kcal: 249, Proteínas: 4.2g, Carbohidratos: 73.2g, Grasas: 1.2g

OTROS TITULOS DE ESTE AUTOR

70 Recetas De Comidas Efectivas Para Prevenir Y Resolver Sus Problemas De Sobrepeso: Queme Calorías Rápido Usando Dietas Apropiadas y Nutrición Inteligente

Por Joe Correa CSN

48 Recetas De Comidas Para Eliminar El Acné: ¡El Camino Rápido y Natural Para Reparar Sus Problemas de Acné En 10 Días O Menos!

Por Joe Correa CSN

41 Recetas De Comidas Para Prevenir el Alzheimer: ¡Reduzca El Riesgo de Contraer La Enfermedad de Alzheimer De Forma Natural!

Por Joe Correa CSN

70 Recetas De Comidas Efectivas Para El Cáncer De Mama: Prevenga Y Combata El Cáncer De Mama Con una Nutrición Inteligente y Alimentos Poderosos

Por Joe Correa CSN

www.ingramcontent.com/pod-product-compliance
Lightning Source LLC
Chambersburg PA
CBHW030242030426
42336CB00009B/209